I0035535

# LE TRÉSOR

# DE LA BEAUTÉ.

Imp. de E. BAUTRUCHE, rue de la Harpe, 90

# LE TRÉSOR

DE

# LA BEAUTÉ

OU L'ART DE CORRIGER

## LES DIFFORMITÉS DU VISAGE

ET

### D'ASSURER L'EMBELLISSEMENT DE SES FORMES,

PAR LES PROCÉDÉS DE

## LA CALLIPLASTIE ;

*Éducation physique de la beauté, hygiène du visage, cosmétique, etc.*

### PAR LE D' CID.

DEUXIÈME ÉDITION.

Quel attrait irrésistible un beau visage,
une belle figure humaine n'ont-ils point
pour le cœur de l'homme ?

Lavater, Ess. de Physiogn., t. III.

## PARIS

MOQUET, LIBRAIRE-ÉDITEUR,

COUR DE ROHAN, 3,

ASSAGE DU COMMERCE, QUARTIER DE L'ÉCOLE DE MÉDECINE.

1848

# LE TRÉSOR

# DE LA BEAUTÉ.

---

## AVANT-PROPOS [1].

Si l'homme est, à ses propres yeux, l'être le plus parfait que la nature ait engendré parmi tant d'autres merveilles qu'elle a semées autour de lui, il faut bien convenir que la portion la plus noble de son individu , cette face sublime et altière qui, sous des formes ravissantes, sait refléter la vie et la pensée , est, certes , ce qu'il y a de plus beau au monde.

Dans cet ensemble de choses et d'objets, dont plusieurs peuvent revêtir certaines perfections capables de flatter

---

[1] La première édition de cet ouvrage a été publiée sous le nom d'*Essai de Calliplastie*. Dans cette nouvelle édition, cédant aux conseils de la critique, nous avons dû modifier un titre que quelques personnes avaient trouvé peu intelligible.

nos regards, est-il beauté comparable à celle du visage ? en est-il une autre qui nous procure des émotions tout à la fois aussi douces et aussi vives que celles qui nous agitent à la vue des traits charmants et des grâces vivantes d'une belle figure ? C'est que la beauté éveille dans le cœur de l'homme d'autres sentiments que ceux d'une vaine et stérile admiration ; c'est que la beauté dans un sexe est pour l'autre le stimulant du désir ; c'est que, suivant Diderot, « de la beauté naît l'admiration, et de l'admiration, l'estime, le désir de posséder et l'amour. »

L'idée de la beauté est tellement inséparable de l'idée de l'amour, que les Grecs leur avaient donné une seule et même personnification ; et la déesse de la Beauté était aussi chez eux la mère des Amours.

Nulle part ailleurs, la beauté ne reçut des hommages aussi éclatants que chez ce peuple aimable et policé qui fut encore le plus beau de l'antiquité. Là s'élevaient de toutes parts des temples en son honneur [1]. A Sparte, à Délos et dans l'île de Ténédos étaient instituées des fêtes publiques, où l'on

---

Hérodote, liv. V.

décernait le prix à la plus belle d'entre toutes ces admirables jeunes filles accourues pour le disputer de tous les points de la Grèce.

Sous ce beau ciel, dans ces riches et plantureuses contrées, où une nature toujours riante et sereine sollicitait les douces expansions de l'amour, l'enthousiasme pour tous les agréments physiques qui devaient les provoquer fut même parfois poussé jusqu'au délire. « Les habitants de la ville d'Égiste en Sicile, dit Émeric David, trouvèrent un Crotoniate, nommé Philippe, si beau, qu'ils lui élevèrent un temple et établirent des sacrifices en son honneur. » Mais, par un contraste assez singulier, l'excès même de cette passion pour la beauté physique, qui la faisait honorer à l'égal des dieux dans ses plus parfaits modèles, fit aussi quelquefois des martyrs. L'histoire rapporte qu'un certain Spurina d'Athènes, pour mettre fin aux provocations que lui valait sa beauté, se balafra le visage à coups de rasoir. Un de ses compatriotes, nommé Démoclès, se donna la mort pour le même motif [1]. Il faut

---

[1] On raconte que Démoclès, jeune homme d'une grande beauté, était avidement recherché non-seulement par les

ajouter bien vite que ce sont là de rares exemples qui ne jettent qu'un deuil passager sur la riante histoire de la beauté, où l'on ne trouve guère d'ailleurs que les femmes, qui ont le plus à souffrir de de ce genre d'inconvénients, aient eu souvent à maudire le sort pour les avoir faites trop jolies ; et à part quelques exemples célèbres, on ne s'avance pas trop en affirmant qu'elles ne voient pas ordinairement, dans les tentatives de séduction dont elles sont l'objet, une cause suffisante de suicide.

La laideur, au reste, a fait en ce sens plus de victimes que la beauté ; et parmi les nombreux témoignages que l'on pourrait invoquer, l'histoire cite plus particulièrement un certain Brothéus, qui, se voyant laid et difforme, se tua de désespoir [1]. C'est que rien peut-être ne porte au dégoût de soi-même et à la haine pour ses semblables, comme cette répugnance perpétuelle et insurmontable qu'inspire aux autres la

femmes, mais encore par les hommes. Démétrius ayant voulu en abuser, Démoclès prit la résolution de se tuer pour échapper à ses poursuites. Il se précipita, dit-on, dans une chaudière d'eau bouillante.

[1] Minut (Gabriel de), *Discours divers sur la beauté*, ch. XVII.

vûe d'un être disgracié dont le caractère est déjà aigri de bonne heure par les sarcasmes et les plaisanteries que lui vaut sa difformité. La comparaison toujours insultante pour lui-même, qu'il fait des grâces et des agréments personnels dont la nature a doté les autres hommes, avec les formes abjectes qui le font repousser de tous à l'égal d'un lépreux, lui met vite au cœur l'envie et le désespoir.

En d'autres termes, la laideur rend méchant.

Quelques exceptions, il est vrai, contredisent heureusement ce résultat ordinaire de la laideur ; mais il suffit que la proposition soit vraie dans son acception générale, pour nous faire déplorer amèrement une cause capable d'engendrer des effets aussi désolants.

Nous faut-il en regard démontrer l'excellence de la beauté ? En vérité, c'est de tous côtés, parmi les philosophes, les poëtes, les artistes de tous les temps et de tous les pays, un concert de louanges et d'éternelle admiration.

Parmi les philosophes, c'est Socrate disant qu'il ne voyait jamais un beau jeune homme sans un profond ravissement. Écoutons ce qu'en pense Montaigne, si sceptique à tant d'égards : « La beauté tient le premier rang au commerce des hommes. Elle se présente au-devant, séduit et préoccupe notre jugement avec grande autorité et merveilleuse impression. Phryné perdait sa cause entre les mains d'un excellent avocat, si, ouvrant sa robe, elle n'eût corrompu ses juges par sa beauté [1]. »

Parmi les poëtes, en est-il un seul dont la muse n'ait retenti de chants élogieux à l'adresse des attraits de quelque bien-aimée ?

Quant aux artistes, la recherche de la beauté est le culte de toute leur vie : c'est là leur unique religion; religion dont l'aimable divinité veut qu'on l'adore en l'étudiant, et ne donne qu'à ses plus fervents prosélytes le privilége de la reproduire avec tous ses charmes. Ce fut, sans aucun doute, cet amour des belles formes, et peut-être la possession des plus admirables modèles, qui inspirèrent aux sculpteurs grecs ces chefs-d'œuvre achevés, ces prototypes du beau, que nous prenons encore aujourd'hui comme points de comparaison dans l'appréciation relative des di-

[1] *Essais*, t. III, p. 470.

vers genres de beauté physique. On ne pouvait attendre rien moins des artistes, chez un peuple où la passion du beau était si générale et si enthousiaste.

Aux yeux de tous, déjà la laideur est mauvaise et la beauté excellente. Quant à nous, nous allons plus loin et nous disons : Une laideur hideuse est nuisible en ce monde, et une certaine dose de beauté est indispensable. Cette vérité est surtout applicable à ce sexe, à qui la nature a donné la faiblesse en partage ; à la femme, qui ne peut espérer ressaisir une partie des avantages dont elle est ainsi privée, qu'en imposant au sexe plus fort le respect et l'amour pour les attraits dont elle est ornée.

Pendant le séjour que fit Desgenettes dans la ville du Caire, il fut appelé auprès d'une jeune fille de la Géorgie, qui venait de se faire avorter. Cette dernière, interrogée par le célèbre médecin sur les motifs qui l'avaient poussée à une action aussi détestable, lui fit cette réponse : « Le ciel qui t'a donné le savoir pour être utile aux hommes, nous a donné la beauté pour leur plaire. Nous essayons tout pour nous conserver cette fleur brillante de la jeunesse,

car nous n'avons plus de bonheur quand elle est flé-
trie [1]. » Hélas ! il est donc bien vrai que la laideur est
aux yeux de la femme une calamité inexorable, puisque la crainte qu'inspire ses funestes atteintes peut
faire ainsi oublier à une jeune mère les droits les plus
sacrés de la nature.

Nous ne voulons rien exagérer ; mais s'il faut s'en
rapporter aux regrets vivaces de certaines femmes,
et aux confidences pleines d'amertume des autres,
toutes vous diront qu'un extérieur difforme est pour
elles quelque chose d'impitoyable et de désastreux.
Et comment en serait-il autrement dans une société
où la beauté, presque divinisée et en dehors de toute
considération de caste et d'intérêt, fait seule parvenir aux positions les plus élevées, tandis que de
nobles et intelligentes créatures ne doivent journellement qu'à leur laideur une misère sans espoir et une
ignominieuse dégradation ?

La laideur physique était donc en elle-même une
source de maux qui devait solliciter puissamment, de
la part des médecins, des efforts et des travaux, dont

[1] *Histoire méd. de l'armée d'Égypte.*

le résultat aurait été d'en amoindrir les effets. Et cependant l'art est, pour ainsi dire, resté indifférent devant un tel spectacle. La médecine n'a pas cru qu'elle eût besoin de s'occuper de l'embellissement du visage, dont la beauté vaut à elle seule toutes les autres perfections. Tout au plus a-t-elle recherché s'il n'y aurait pas, dans les ressources dont elle dispose, quelques procédés capables de diriger, de redresser le tronc et les membres : ce qui, de prime abord, peut paraître à des gens non prévenus un peu plus difficile que d'agir sur le développement correct et régulier des traits de la face. Mais, en résumé, pas une œuvre sérieuse, pas un seul travail consciencieux n'a été entrepris dans le but d'arriver au perfectionnement physique et à l'embellissement général de notre espèce. Et tandis que l'on a mis en jeu tous les moyens imaginables pour augmenter la beauté des races chevalines et obtenir des animaux de tout genre doués de qualités physiques jusqu'alors inconnues, l'homme a fait bon marché de lui-même; et, tout préoccupé du perfectionnement de ses espèces domestiques, il est resté sans s'apercevoir que sa propre espèce, déjà abâtardie, allait toujours en dégénérant.

Ce n'est pas, au moins, qu'on ait jamais douté qu'il fût possible d'atteindre en partie un résultat si éminemment désirable. A différentes époques, au contraire, quelques voix isolées ont fait entendre à ce sujet des paroles sages et bien intentionnées, mais qui, malheureusement, furent vite oubliées.

Quoi qu'il en soit, une multitude d'écrivains, placés il est vrai à des points de vue divers, ont cru à la possibilité d'agir sur le développement de la beauté. Les philosophes et les politiques de la Grèce prétendaient y parvenir par voie de génération, autrement dit, par l'accouplement d'individus jouissant déjà de la beauté la plus parfaite. C'est encore cette même idée qui a été reproduite dans les temps modernes par plusieurs auteurs dont nous parlerons dans la suite. L'illustre Lavater, convaincu de l'influence que les passions nobles ont sur l'expression ordinaire des traits et sur la beauté de la physionomie, ne craint pas d'avancer, en plusieurs endroits de son admirable ouvrage, que la pratique de la vertu, pendant plusieurs générations, suffit pour embellir une race d'hommes [1]. Voici comment

1 Lavater, t. III, p. 260

s'exprime à ce sujet son commentateur, Moreau (de
la Sarthe) : « La grâce et la beauté, qui sont un objet
de culte pour les nations policées de l'Europe, exigent
des soins particuliers ; il faut les développer, les entretenir, les perfectionner, je dirais presque les faire
éclore à force de culture ; puisque, produits brillants
du luxe, ils se rencontrent si rarement au milieu des
professions pénibles et dans les derniers rangs de la
société [1]. » Une infinité d'autres écrivains, naturalistes,
médecins ou philosophes, ont professé la même opinion. Virey, après avoir énoncé que la beauté résul-
tait souvent d'un genre de vie réglé, de soins cosmétiques bien entendus et de l'éloignement des excès et
des passions violentes, ajoute : « En consultant la
nature sur les ménagements de la grossesse, le temps
de l'allaitement, le genre de nourriture, et sur l'éducation physique et morale qui convient le plus à
l'enfance, on peut produire en quelque sorte la
beauté [2] ».

Nous pourrions invoquer d'autres témoignages non

---

*OEuvres de Lavater*, édit. Moreau (de la Sarthe), t. VII,
p. 18.

[2] *Histoire naturelle du genre humain*, t. I, p. 300.

moins explicites; mais ce qui, selon nous, prouve surtout l'assentiment général qui a toujours accueilli favorablement l'idée de la possibilité de produire artificiellement la beauté chez l'homme, ce sont les tentatives incomplètes, les efforts isolés qui ont été faits de tout temps, mais sans ensemble et sans méthode, pour arriver à un résultat jamais complétement obtenu, mais toujours espéré. La *Callipédie*, la *Cosmétique*, l'*Orthopédie*, ont tenté tour à tour, et par des procédés différents, de ravir au ciel ce précieux talisman qui, comme la ceinture de Vénus, doit doter ceux qui l'auront revêtu d'une beauté pure et immaculée.

Dans ces dernières années, l'art d'embellir appliqué au visage, qu'on nous permettra dorénavant d'appeler du nom scientifique de *Calliplastie*, est entré par un nouvel essor dans une route meilleure, quoique toujours limité dans une sphère étroite et ne s'en prenant guère qu'à un petit nombre de détails. Cet art attend encore qu'une méthode généralisatrice et des idées d'ensemble viennent le vivifier et rassembler avec discernement en un seul faisceau, en un corps de science, ses diverses branches, qui jusqu'alors ont végété méconnues et impuissantes, surtout, parce qu'elles ne pouvaient se prêter un mutuel secours.

C'est cette tâche que nous venons *essayer* de remplir, en l'augmentant du tribut de nos idées et des travaux qui nous sont propres, bien persuadé que notre tentative est noble et grande, et peut devenir féconde en heureux et beaux résultats.

Une des premières conséquences que nous voudrions qu'il en résultât, ce serait de voir se raviver dans nos mœurs le culte de la beauté. « Pourquoi, dit Virey [1], l'homme ne travaillerait-il point à s'embellir?... Qu'on pense bien une fois que les beaux–arts, qui font le charme de la société, ne pourront se perfectionner si la beauté reste inculte et sauvage. »

A quoi la Grèce dut-elle cette supériorité dans les arts d'imitation que personne ne lui conteste aujourd'hui, au milieu de la civilisation du dix–neuvième siècle, si ce n'est à cette foi vive et fervente, à cet

---

[1] *Hist. nat. du genre humain*, t. II, p. 136.

amour ardent pour tout ce qui rappelait la beauté, dont le culte extérieur avait d'ailleurs la plus grande part dans sa liturgie religieuse? Les sculpteurs grecs croyaient à toutes les perfections de Vénus, lorsqu'ils les fixaient sur le marbre, et de plus ils chérissaient la déesse comme la douce dispensatrice des plaisirs en amour. La foi et l'amour les inspiraient donc et guidaient leur ciseau, de la même manière que Raphaël trouvait dans ses croyances religieuses et dans sa ferveur chrétienne les inspirations qui tracèrent sur la toile ses admirables têtes de la Vierge et du Christ.

Quant à nous, à défaut de cette foi religieuse, nous devons nous efforcer de ranimer dans les cœurs l'amour des belles formes et des grâces extérieures près de s'éteindre chez nous sous le souffle malfaisant de l'indifférence et des instincts bourgeois de notre époque.

Le perfectionnement des beaux-arts est à ce prix.

Tel est, en première analyse, un des principaux résultats que nous attendons des efforts que fera tôt ou tard l'homme ennobli par la civilisation pour embellir son espèce, et prévenir chez elle les difformités qui la disgracient. Mais là, selon nous, ne doivent point s'arrêter les conséquences de ce travail régénérateur de l'homme physique. Il est encore d'autres considérations d'une nature plus élevée peut-être, et qui, envisagées au point de vue de l'avenir social, seront bien aussi de quelque poids.

La santé, l'intelligence, la richesse et la beauté, sont à peu près en ce monde les seules choses que l'homme puisse envier, comme constituant chacun pour leur part les éléments du parfait bonheur. Les trois premiers de ces biens suprêmes peuvent être, de nos jours, développés, acquis ou donnés ; mais la beauté seule, suivant Platon, reste le privilége unique de la nature.

Eh bien ! c'est donc ce privilége de quelques-uns, c'est cette disposition originelle dont le hasard dote un petit nombre d'être favorisés, que nous devons prendre à tâche de déchirer et de rendre accessible à tous. Quand l'homme aura ainsi brisé les dernières entraves qu'apporte un sort aveugle à sa félicité ; quand il pourra espérer acquérir en ce monde, par ses seuls efforts et en dépit des vices originels qu'une nature barbare lui aura dévolus, toutes les qualités qu'elle prodigue à ses favoris, alors seulement la société aura fait un pas immense vers une égalité plus parfaite, et ce but constant de ses efforts pourra être atteint aussi rigoureusement que possible.

Quoi qu'il arrive, toutes les découvertes, tous les moyens qui devront concourir en quelque façon à l'embellissement de l'homme, seront donc toujours éminemment utiles et désirables. Et, nous ne craignons pas de le dire, quand même la vaccine n'aurait jamais eu d'autre effet que d'empêcher une multitude d'individus d'être défigurés, nous la proclamerions encore un immense bienfait. A ce titre, l'art que nous voulons enseigner mérite certainement toutes les sympathies des cœurs nobles et toute la sollicitude de la médecine, à qui seule Descartes et Cabanis reconnaissaient le pouvoir de perfectionner l'homme.

Cependant, nous l'avouons, c'est avec un sentiment de crainte et d'appréhension pénible que nous venons ici jeter les fondements d'une science nouvelle. Nous vivons dans un siècle et au milieu d'un peuple où le mensonge a des palais, et où l'homme simple et crédule devient vite la victime d'un *savoir-faire*

plus que ráffiné, et nous avons peur que les idées
que nous venons mettre au jour ne servent de pré-
texte aux entreprises de certains *habiles*, dont nous
devons redouter surtout le contact et la souillure.
C'est pourquoi nous adjurons tous ceux qui pratiquent
la médecine honnête, de nous aider par leurs travaux
à poser les limites d'un art qui, laissé entre des mains
cupides, pourrait devenir l'instrument des plus hon-
teuses spéculations ; dévouant d'avance au mépris des
honnêtes gens tous ceux qui seraient tentés de ne voir
dans les applications de la calliplastie, qu'un nouvel
aliment à leurs fourberies.

Nous avons l'espoir que les hommes véritablement
amis de la science et jaloux de son autorité morale,
répondront à notre appel. Nous dénonçons à leur
activité l'immense sujet d'études et de recherches que
la calliplastie va leur offrir, certain d'avance qu'ils
ne voudront pas laisser tomber sans examen les
grandes questions qu'elle a soulevées.

Quant à nous, renfermé dans un cadre étroit,
nous avons dû nous imposer de suite la concision la
plus sévère ; nous avons fait en sorte, néanmoins,

2.

que ce ne soit pas aux dépens de la clarté et de l'intérêt.

Enfin, quelque jugement qu'on porte d'ailleurs sur ce travail, nous prions nos lecteurs de le considérer au moins comme l'œuvre du désintéressement et de la bonne foi.

# CHAPITRE PREMIER..

## RECHERCHES ANALYTIQUES SUR LA BEAUTÉ DU VISAGE.

Il semble être réservé à tout ce que l'intelligence humaine peut concevoir d'abstractions sublimes, comme Dieu, l'amour, le beau, le goût, le génie, d'être insaisissable à l'analyse et d'échapper sans cesse à la définition.

Un certain nombre de philosophes ont pensé que le sentiment du beau était variable et arbitraire.

Au premier abord, cette opinion paraît avoir quelque fondement. En effet, parmi les différents peuples, et souvent parmi les individus d'une même nation, on observe un désaccord notable dans l'appréciation de la nature des formes qui constituent vraiment la beauté. Quand nous n'en donnerions pour preuve que ces tatouages bizarres et ces déformations monstrueuses que nous décrirons ailleurs tout au long, cela suffirait pour démontrer que la beauté est chose différente pour un Caraïbe et pour un homme civilisé, de même que le sentiment du beau et le goût seront fort divers chez un rustre et chez un artiste.

On sait que les mahométans n'admettent de beauté que surchargée de graisse ; paraissant en cela, selon l'énergique expression de Virey, la peser au quintal. Les Tartares faisaient anciennement leurs délices de charmes d'un autre genre. Rubriquis, envoyé par saint Louis pour convertir au christianisme le grand khan Gen-Ghis, raconte que la femme de ce prince, qui avait la réputation d'être une des plus belles femmes de ces contrées, lui parut surtout remarquable par l'absence presque totale du nez, conformé de manière à ne laisser guère apercevoir à la place qu'il devait occuper que deux petits trous représentant les narines.

Des exemples de ce genre se rencontrent à chaque pas dans l'histoire des peuples ; et, cependant, ces faits, exclusivement empruntés aux mœurs des nations barbares, donnent, par cela même, fortement à penser qu'ils sont dus, en grande partie, à l'abâtardissement d'une idée commune, mais qui demande à être élucidée et sentie par des intelligences d'élite, et telles que l'éducation seule peut les former. Peut-être aussi pourrait-on trouver la cause de cette dépravation du goût, d'abord dans une sensualité grossière ; mais principalement, chez ces peuples simples et bornés qui se modèlent et se couturent le corps de mille façons, dans une sorte d'enfantillage grimacier, suggéré par une coquetterie barbare, et qui, devenu un usage, finit bientôt, l'habitude aidant, par être agréable à des yeux accoutumés au spectacle de ces bizarreries.

Car il est incontestable que l'habitude a aussi une influence énorme dans les jugements que nous portons sur la beauté ou la laideur. Nous n'en voulons d'autre preuve que l'impression causée tout d'abord par une mode extravagante, à laquelle pourtant nous nous soumettons bientôt, et qui ne tarde même pas à nous plaire passablement quand nous y sommes habitués. Il n'est pas une femme qui ne trouve aujourd'hui d'un ridicule affreux les toilettes de mode il y a trente ans. Nous en dirons autant de la difformité des traits; car il n'est pas de visage si repoussant que l'habitude de le voir ne nous fasse regarder au moins avec indifférence. «La plupart des danseuses de l'Inde, dit l'abbé Raynal, croient ajouter à l'éclat de leur teint et à l'expression de leurs regards, en formant autour de leurs yeux un cercle noir, qu'elles tracent avec une tête d'aiguille, teinte de poudre d'antimoine. Cette beauté d'emprunt, relevée par tous les poëtes orientaux, après avoir paru bizarre aux Européens qui n'y étaient pas accoutumés, a fini par leur être agréable [1]. »

Pourtant plusieurs faits, rapportés par des voyageurs dignes de foi, tendent certainement à prouver que le vrai type de la beauté trouve partout de justes appréciateurs. Selon Pyrard [2] les femmes de l'Inde accordent toujours la préférence aux blancs sur les hommes de leur race. Les nègres eux-mêmes ont souvent avoué qu'ils reconnaissaient aux Européennes une perfection de formes infiniment supérieure à

[1] *Histoire phil. des deux Indes.*
[2] *Voyage dans les Indes,* p. 353.

celle de leurs négresses [1]. Et d'ailleurs le Turc voluptueux, qui entasse dans son harem des femmes de toutes les races, pourra quelquefois trouver une Égyptienne plus propre à satisfaire ses appétits charnels, mais il n'en réservera pas moins toute son admiration pour la jeune vierge de Circassie.

Ainsi tout en admettant que le sentiment du beau, en général, est constant et universel, nous croyons qu'il peut céder parfois aux effets de l'habitude et à certaines aberrations du goût dues à des causes fort diverses.

Longtemps on ne s'est pas rendu compte de cette configuration des traits qu'on aime à savourer des yeux dans un beau visage, et, aujourd'hui encore, nos poëtes et nos romanciers, qui s'extasient pendant une longue suite de volumes sur la beauté de leurs héros et de leurs héroïnes, seraient certainement fort en peine d'énoncer la meilleure conformation possible des diverses parties et des différents organes qui constituent une face humaine, de manière à former en tout point un modèle de beauté. De même encore

---

[1] *Histoire générale des Voyages*, t. VIII, p. 96.

le peintre, qui donne aux lignes tracées par son pinceau une direction et un ensemble propres à représenter une belle tête, ne saurait dire quelle est l'agrégation si heureusement combinée de ces lignes, qui fait ainsi le charme de son œuvre.

C'est donc à l'étude des éléments dont le concours est nécessaire pour former de beaux traits que nous allons nous livrer ici, bien convaincu d'avance que si nous parvenons à trouver en quoi consiste la beauté, nous l'aurons par cela même définie suffisamment.

Mais d'abord pour aller au-devant des objections fondées sur la diversité des jugements et des opinions, sur la convenance de telle forme ou de telle autre, nous déclarons que nous n'entendons bien parler ici que de la beauté telle que le goût épuré par la civilisation nous la donne chez les peuples européens ; de la beauté de l'artiste, tellement infinie dans ses variétés qu'on n'a peut-être jamais rencontré deux beaux visages identiquement pareils, mais qui se révèle toujours à nos yeux par des caractères de forme soumis à des lois constantes et analysables jusqu'à un certain point.

Nous devons au peintre Hogarth d'avoir le premier porté l'analyse philosophique dans la recherche de la nature intime de la beauté. Selon lui, les dispositions de la surface des corps les plus agréables à l'œil sont celles qui sont décrites et mesurées par des lignes serpentines, ondoyantes ou spirales. Leur nombre, leur heureuse association, la combinaison des formes arrondies et ovalaires dont on voit insensiblement diminuer et se perdre les contours, comme dans la volute et l'ovale resserré à ses extrémités : voilà ce qui plaît à nos regards émerveillés et charme le sens délicat de l'artiste.

La ligne ondulée se retrouve avec toute sa grâce sur le visage et le corps d'une jeune femme : son profil agréablement accidenté, le contour de sa bouche et de ses yeux, l'arc de ses sourcils, et enfin l'ovale de sa figure légèrement déprimé par en bas, de même que le dessin si suave de son cou et des demi-globes de son sein, nous la montrent chez elle dans toute sa perfection. Les boucles spirales de sa chevelure ombrageant négligemment son visage, auquel elles impriment l'accent de la gaieté et de l'abandon, nous révèlent aussi chez elle tout le charme des lignes qui accusent la direction de l'hélice.

3

Lorsque plusieurs traits agréables ou quelques lignes aimables nous avaient frappé à première vue dans un visage, un examen plus attentif nous a nous-même permis de constater, bien des fois, qu'on devait les rapporter, à peu près toujours, à quelque agencement harmonieux des surfaces courbes. « Le concours des lignes ondoyantes et serpentines est si évident et si marqué, dit Moreau (de la Sarthe), que l'on va progressivement du plus beau type au plus laid et d'une tête antique à une tête à perruque, à mesure que le nombre de ces lignes diminue et qu'on laisse dominer les lignes droites [1]. » Les caricaturistes reconnaissent si bien la vérité de ce fait, qu'ils ne manquent jamais d'esquisser les traits de leurs personnages grotesques au moyen de lignes brisées et angulaires. « Que l'on compare, dit Hogarth, l'Apollon du Belvédère avec un plâtre de mêmes dimensions, mais qui représenterait un corps infiltré, de manière que toutes les sinuosités gracieuses fussent effacées par la tension de la peau [2]. »

Bernardin de Saint-Pierre, Lavater et d'autres

[1] OEuvres de Lavater, *Pensées d'un physiologiste*, t. VIII.
[2] Hogarth, *Biblioth. britannique*.

écrivains philosophes ont encore longuement insisté sur des faits de ce genre et adopté complétement l'opinion d'Hogarth [1].

Nous admettons avec ces derniers qu'un heureux assemblage des lignes courbes et ondoyantes est, d'une manière générale, un des éléments de la beauté du visage, principalement chez la femme, où il concourt puissamment à prononcer dans ses formes ces caractères féminins qui font de ce sexe la première des merveilles qu'ait engendrées la matière organisée ; mais nous maintenons néanmoins que ces courbes délicates et ces linéaments si gracieux doivent avant tout se produire sur un ensemble d'organes dont la nature a déterminé d'avance la structure interne et extérieure, et qu'ils sont destinés seulement à ajou-

---

[1] Delille s'exprime ainsi en parlant de l'imagination :

Des formes dont les traits la séduisent toujours
La courbe par sa grâce et ses moëlleux contours,
Rit le plus à ses yeux. Dans leurs bornes proscrites
Les angles, les carrés font trop voir les limites,
Et dans l'allongement de son cours ennuyeux
La triste ligne droite importune les yeux.
Mais sur d'heureux contours glissant avec mollesse
D'une courbe facile elle aime la souplesse.

(*L'Imagination*, chant III.)

ter de nouveaux charmes à une conformation arrêtée et précise des différents traits, dont la beauté d'ailleurs dépend encore de plusieurs autres causes.

Nous réduirons à cinq les caractères qui, en dehors de ces faits généraux, nous paraissent constituer une beauté correcte. Ce sont la *régularité*, la *proportion*, l'*harmonie*, l'*expression* et la *teinte* : les quatre premiers sont inhérents à la forme, le cinquième seul dérive de la couleur.

Si l'on suppose chaque partie, chaque trait du visage de la forme la plus régulière; et, nous nous expliquerons sur ce point, il faudra encore admettre, pour que la face soit parfaitement belle, qu'une large bouche, quoique régulière, ne soit pas unie à de petits yeux, que les parties enfin soient proportionnées entre elles. Mais telle forme de front ne supporte pas telle autre forme de nez hétérogène et cependant correcte jusqu'à un certain point : il est donc nécessaire que tous les traits s'harmonisent dans un beau visage. Quant à l'expression et à la teinte, on comprend qu'elles ne peuvent être oubliées : une physionomie intelligente et beaucoup de fraîcheur suffiraient presque pour nous plaire, quoique nous aimions mieux les. trouver réunies aux autres caractères de la beauté.

La *régularité*, prise dans l'espèce qui fait le sujet de ces études, est la direction normale et déterminée des lignes qui dessinent les principaux traits de la figure. « La régularité, selon Lavater, ne fait point la beauté, mais elle en constitue la base essentielle ; sans régularité, il ne saurait y avoir de beauté organisée [1]. » Cherchons donc, pour chacun des organes du visage en particulier, quelle est la disposition qu'il doit affecter pour être, de l'avis des hommes les plus éclairés, régulièrement conformé.

La coupe du visage qui séduit surtout par la grâce de ses contours est un ovale resserré par en bas, et qui, partant du menton, va, en s'élargissant, dessiner presqu'en arc de cercle le sommet du front. Sa plus grande largeur doit se trouver un peu au-dessus des yeux. Cet ovale, qui est plus régulier chez les femmes, c'est-à-dire moins évasé par en haut, s'épanouit souvent chez elles, mais par une courbe très-douce,

[1] *Essai de physiog.*, t. V.

un peu au-dessous du point qui correspond aux angles de la bouche, de manière à mieux détacher le menton.

La régularité des formes de l'oreille, assez difficile à détailler du reste, ne peut avoir dans la somme des agréments extérieurs d'un beau visage qu'une importance secondaire, le mode de coiffure en usage de nos jours cachant presque toujours cet organe. Annibal Carrache la croyait néanmoins susceptible d'un genre de beauté tout aussi parfait que celle des autres parties de la figure.

Mais la région de la face de l'homme dont la forme concourt le plus à lui donner, non-seulement la grâce, mais encore la grandeur et la noblesse qui le caractérisent et le différencient des animaux, c'est ce front large et ouvert qui, comme un miroir transparent, laisse apercevoir la pensée et l'intelligence qui s'agitent derrière lui, et à l'organe desquelles il sert d'enveloppe.

Selon Winckelmann, la ligne limitant l'insertion des cheveux au-dessus du front doit décrire un arc de cercle à peu près régulier. Cette portion de la figure, vue de profil, doit être dans la direction du nez et présenter, au point où elle s'articule avec ce dernier organe, une légère inflexion qui en déprime doucement la racine. Dans les profils grecs, la ligne que décrit le front est presque droite et se continue directement avec le nez. Cette disposition, qui paraît avoir été particulière à la nation grecque, ne se rencontre chez nous que par exception. On ne doit donc pas être surpris que plusieurs écrivains, dont on ne peut suspecter le bon goût, aient vivement désapprouvé une semblable conformation dans les têtes grecques, si correctement modelées du reste. Lavater lui-même l'a formellement repoussée comme type d'une beauté normale. Un front légèrement courbé, souvent même avec des saillies doucement arrondies, paraît être au père de la physiognomonie un modèle préférable au type grec.

La ligne mesurant le profil du front, qui se trouve être presque droite à sa partie inférieure, doit augmenter en courbure et se renverser en arrière à mesure qu'elle approche du sommet, pour se continuer ensuite avec l'ovale de la tête. Les parties latérales de la base du front sont déterminées par deux arcs réguliers qui donnent insertion aux sourcils, dont la portion interne, nommée tête, est un peu plus élargie et plus épaisse que l'extrémité externe appelée queue. Les poils en sont plus fournis et plus longs chez les bruns que chez les blonds.

Assurément le plus grand mérite de l'œil réside dans cette expression infinie qui en fait le miroir de la pensée ; cependant il est un petit nombre de conditions de forme et de configuration qui importent à la régularité et que nous devons indiquer ici. On aime à trouver les yeux plus saillants et plus à fleur de tête chez une femme que chez un homme ; lorsque les paupières sont abaissées, cette saillie revet la forme de deux segments de sphère dont le diamètre transversal est un peu plus allongé. Dans cette position, le bord libre des paupières décrit un arc de cercle presque régulier, à concavité supérieure, et donnant attache à des cils plus longs vers le milieu que près des angles de l'œil. « Les yeux, dit Bernardin de Saint-Pierre, présentent une consonnance admirable avec le soleil, sur lequel ils semblent modelés, étant comme lui de figure ronde, ayant des rayons divergents dans leurs cils, des mouvements de rotation sur eux-mêmes et pouvant, comme l'astre du jour, se voiler de nuages au moyen des paupières. »

L'ouverture des paupières doit circonscrire l'iris exactement en haut et en bas, pour ne laisser voir le blanc de l'œil qu'aux parties internes et externes de la prunelle [1]. En examinant alors la ligne que décrit la paupière supérieure, on trouve qu'elle n'est pas régulièrement arquée, mais plutôt légèrement ondulée. Les bords libres des paupières doivent être coupés aussi nettement que possible ; ils se laissent apercevoir ordinairement, entre l'insertion des cils et le globe oculaire, sous forme d'une ligne étroite, rubanée et d'un rose nacré. Enfin, une belle conformation exige encore que les contours de l'œil se continuent par une courbe insensible avec les parties voisines : on souffrirait tout au plus quelques lignes angulaires dans le passage de l'œil au front.

Les conditions exigées pour la régularité des formes du nez sont les suivantes, d'après Lavater :

« Il doit exister une légère cavité près de la racine.

« Vue par devant, l'épine ou le dos du nez doit être

---

[1] Des yeux largement ouverts montrent assez souvent le blanc de l'œil vers la partie inférieure de la prunelle.

large et presque parallèle des deux côtés; mais il faut que cette largeur soit un peu plus sensible vers le milieu.

« Le bout de la pomme du nez ne sera ni dur ni charnu; le contour inférieur devra être dessiné avec précision et correction, ni trop pointu ni trop large.

« De face, il faut que les ailes du nez se présentent distinctement, et que les narines se raccourcissent agréablement en dessous.

« Dans le profil, le bas du nez n'aura qu'un tiers de sa longueur.

« Les narines doivent aller plus ou moins en pointe et s'arrondir par derrière; elles seront, en général, doucement cintrées et partagées en deux parties égales par le profil de la lèvre supérieure.

« Les flancs du nez ou de la voûte du nez formeront des espèces de parois.

« Vers le haut, il joindra de près l'arc de l'os de l'œil, c'est-à-dire le commencement de l'arc orbitaire, et sa largeur du côté de l'œil doit être au moins d'un demi-pouce [1] ». Enfin, comme caractères géné-

---

[1] Minut, dans sa *Paulégraphie*, fort embarrassé de déterminer la beauté du nez de celle dont il vante les charmes,

raux d'un nez d'une beauté parfaite, l'auteur ajoute plus loin : « Sans inflexions douces, sans entailles légères, sans ondulations plus ou moins marquées, il n'est point de nez physionomiquement bon, grand et spirituel. »

Les joues établissent la transition des parties antérieures du visage aux parties externes et postérieures. Agréablement voûtées vers les pommettes, elles se creusent au-dessous, puis se relèvent insensiblement pour aller donner naissance en arrière et en bas à la courbe charmante que décrit l'ovale de la coupe du visage : Les joues sont les flancs de la face. Le sillon qui part de la narine pour gagner l'angle externe des lèvres limite assez nettement ces parties du côté de la bouche.

Est-il personne au monde qui n'ait été ému de plaisir à la vue des contours faciles et pleins d'har-

s'écrie dans son langage : «Ce n'est point un nez crochu, un nez à ressort, un nez à pompettes, un nez de manche de rasoir, ou bien un nez d'un as de trèfles ; ce n'est point un nez tourné à gauche, un nez retroussé de peur des crottes... Ce n'est point un nez de corbeau ou un nez aquilin, tel comme était celuy de cette Aspasia dont Élianus fait si grande feste, sans toutesfois qu'il y ait de quoy.»

monie qui dessinent une jolie bouche? La ligne on-
doyante qui parcourt la lèvre supérieure a servi de
modèle aux poëtes pour façonner l'arc de l'amour, et
la fossette médiane qui la surmonte est comme une
empreinte légère qui correspond à cette autre dépression doucement apposée vers le milieu de l'arc presque régulier mesurant la lèvre inférieure [1]. Une commissure, cachée au fond d'un pli agréable, confond
es lèvres en dehors. Les deux lèvres sont sur le
même plan; mais l'inférieure s'affaisse et semble rentrer vers les angles de la bouche pour former une
rainure largement évasée qui, descendant de chaque
côté vers la ligne médiane, où elle gagne en profondeur, laisse saillir et circonscrit le relief de cette
même lèvre.

Les dents doivent être saines et symétriquement
rangées.

Enfin, dans un menton d'un modèle irréprochable,

[1] La Paule, dit Minut, possède au milieu de la seconde
lèvre une petite clevenre, laquelle est si bienséante, que je ne
fais aucun doute que quand son mari jette l'œil dessus, il ne
soit aussitôt induit à y jeter pareillement sa bouche.
(Gabriel de Minut, *Discours divers sur la beauté avec la
Paulégraphie*.)

sa protubérance arrondie s'élargira doucement sur les côtés pour donner naissance à un galbe parfait. Une légère fossette, dont il est souvent creusé, répand, sur la partie inférieure du visage, un charme exquis. Le menton, comme on sait, est placé sur un plan un peu postérieur à celui des lèvres.

Ces courts aperçus sur la meilleure configuration des formes qui convient à chaque partie de la figure, montrent suffisamment que si la régularité est une des conditions essentielles de la beauté, elle ne saurait les résumer toutes.

La seconde des qualités qui concourt aussi pour sa part aux agréments du visage, est, comme nous l'avons dit, *la proportion.*

On ne s'attend pas, sans doute, à nous voir entrer ici dans les détails fastidieux de la *mesure proportionnelle* des organes entre eux, et dans le calcul des distances qui doivent les séparer normalement. Cette étude fait presque exclusivement le texte de la plupart des ouvrages élémentaires de dessin, et se retrouve tout au long dans les traités qui s'occupent de l'anatomie des formes [1]. Nous y renvoyons, en conséquence, nos lecteurs comme à un complément nécessaire de cette esquisse rapide et incomplète sur la beauté de la figure humaine; et nous allons nous borner à mentionner quelques faits intéressants qui, étant plus intimement liés à notre sujet, méritent de trouver place ici.

Et d'abord, nous ferons rentrer au nombre des attributs d'un visage bien proportionné, la symétrie dont quelques auteurs ont fait une des qualités générales de la beauté. Car en traçant par la pensée un plan perpendiculaire qui viendrait couper mathématiquement la face par son milieu, chacun des points correspondants de chaque côté aura une forme identique, et il devra y avoir par conséquent entre les deux moitiés de la face, *égalité de proportion.*

Les physionomistes ont établi dans un visage de belle conformation trois zones d'égales dimensions. La première s'étend depuis le front jusqu'aux sourcils; la seconde depuis les sourcils jusqu'au bas du nez; la troisième enfin est comprise entre cette der-

---

[1] Voyez N. Gerdy, *Anatomie des formes extérieures du corps humain.*

nière limite et l'extrémité de l'os du menton. L'égalité de ces trois zones est, à la vérité, quelquefois peu apparente. « On la retrouvera cependant toujours, plus ou moins, dans presque tous les individus, dit J. J. Sue, pourvu qu'en mesurant les dimensions on se serve, non d'une règle, mais d'un instrument plus flexible qu'on puisse appliquer immédiatement sur le visage [1]. » Ces divisions, que nous adoptons comme caractères et bases d'une belle proportion, se trouvent en désaccord avec les idées classiques que l'art des anciens a propagées jusque dans nos écoles.

Car si dans l'antiquité, comme de nos jours, on donnait la préférence à de grands yeux ornés de longs cils ( le Βοωπις d'Homère étant resté pour nous l'expression caractéristique d'un bel œil ); si une bouche au-dessous de la moyenne a été aussi de tout temps le type par excellence de la beauté de cette partie du visage, la même conformité d'opinion est loin d'exister entre les anciens et les modernes touchant les dimensions proportionnelles du front. Les premiers regardaient un front court et ramassé comme

[1] J. J. Sue, *Essai sur la physiognomonie des êtres vivants,* page 91 ; in-8º. Paris, 1797.

l'ornement d'une tête d'un modèle achevé. C'est ainsi qu'Horace lui-même nous vante *insignem tenui fronte Lycorida*. Toutes les statues grecques présentent d'ailleurs cette disposition.

Aujourd'hui nous donnons la préférence, dans de justes limites pourtant, à un front élevé et bien ouvert. En effet, les caractères distinctifs qui différencient l'homme des autres animaux, consistent surtout dans le développement plus considérable des parties supérieures de la face, qui gravent sur son visage l'empreinte de l'intelligence et de la vie morale. Nous aimons à trouver dans une belle tête l'expression des caractères humains un peu forcée vers les parties supérieures, par opposition aux caractères d'animalité et aux appétits grossiers que décèle l'exubérance des parties inférieures : penchants indiqués d'ailleurs dans la série animale, par le volume excessif des mâchoires et la dépression des régions frontales. « Notre goût diffère totalement de celui des Grecs à cet égard, dit M. Gerdy ; je parle du goût national et non de celui de nos artistes. Un front vaste leur plaît dans le monde sur une figure vivante ; mais assujettis au goût des Grecs par l'habitude d'en admirer les chefs-d'œuvre, ils se dépouillent du goût national dans les arts [1]. »

Les Grecs cependant rachetaient une partie de ces défauts par l'agrandissement qu'ils donnaient à l'angle facial, dont l'ouverture, qui est de 92° à 100° dans les statues de l'Apollon du Belvédère et du Jupiter Olympien, caractérise si énergiquement dans ces chefs-d'œuvre la puissance et la majesté [2].

La troisième des qualités qui conviennent à la beauté, avons-nous dit, est *l'harmonie* des traits.

Si la beauté avait un type unique, et qu'il fallût qu'une femme, pour être belle, ressemblât en tout point à la Vénus de Médicis, après avoir indiqué la plus heureuse conformation de ses organes, leur juste proportion, et avoir parlé peut-être de l'expression

---

[1] N. Gerdy, *Anat. des formes*, p. 52.

[2] On détermine l'angle facial de Camper de la manière suivante : on tire une ligne idéale qui part de l'arcade alvéolaire supérieure, touche au sommet de l'apophyse mastoïde, et se trouve ainsi parallèle à la base du crâne ; on fait ensuite tomber perpendiculairement sur celle-ci une autre ligne qui, partant des bosses sourcilières, vient toucher la portion la plus saillante de la mâchoire supérieure : l'espace angulaire que ces deux lignes interceptent est l'angle facial de Camper.

4.

que l'ensemble du visage doit présenter, on aurait à peu près tout dit sur ce qui a trait à la forme. Mais il n'en est pas ainsi; la beauté est infinie dans ses modèles ; et quand nos regards peuvent envisager simultanément, comme dans nos réunions publiques, par exemple, un certain nombre de beaux visages, quoique tous d'un type essentiellement opposé et de caractères impossibles à concilier, nous les laissons errer avec ravissement sur cette variété de figures aimables, sans pouvoir décider le plus souvent à qui nous voudrions jeter la pomme.

A notre sens, l'harmonie des traits, jointe à la régularité et à la proportion, pourra donner naissance à une belle tête; l'harmonie seule fera sortir de son moule un joli visage. C'est ce qui nous explique comment certaines figures, qui n'offrent pas pourtant toute la régularité et toutes les proportions désirables, ne laissent pas que de nous charmer par des traits pleins de grâces. Telle bouche, tel nez ou tels yeux, d'une forme loin d'être irréprochable, se conviennent et s'allient à merveille dans un même visage, qui, par ces seuls motifs, nous plaît à l'égal d'un autre plus régulier et mieux proportionné d'ailleurs.

Il y a dans la manière dont toutes les parties de la figure se continuent et s'articulent, certains effets ou très-désagréables ou tout à fait gracieux. Nous n'en donnerons pour exemple que l'articulation ou la soudure du nez avec le reste du visage. On a dit que tous les traits de la face avaient été arrangés pour ce dernier organe ; mais il faut convenir que c'est là un écueil contre lequel vient souvent se heurter la beauté de certaines figures, où le nez s'allie mal avec l'ensemble des traits, unis sans grâce à ce point culminant. *Non cuique datum est habere nasum*, disaient les anciens.

C'est dans cette union, dans cet arrangement des différentes parties dont se compose la figure humaine, qu'il est permis d'entrevoir toute l'influence qu'une sorte d'association merveilleuse des lignes courbes et ondoyantes peut avoir sur la beauté. L'harmonie des traits réside certainement en grande partie dans cette heureuse combinaison des surfaces courbes.

Vraisemblablement, c'est pour avoir méconnu plusieurs circonstances de ce genre, que la plupart des auteurs qui ont tenté de faire l'analyse de la beauté n'ont pu l'esquisser que si incomplétement. L'har-

monie, c'est-à-dire la convenance, l'homogénéité des
différentes parties du visage étant, ainsi que nous venons de le voir, une des propriétés fondamentales de
la beauté, on conçoit que l'oubli dans lequel ils l'ont
reléguée leur ait rendu difficile la recherche de la
nature intime du beau dans ses rapports avec la face
de l'homme.

Cet ordre de faits n'avait point échappé au génie
attentif de Lavater, et ses observations l'ont conduit
à formuler ainsi les principes suivants :

« Quand le front est perpendiculaire, jamais le
bas du visage n'offre des parties fortement courbées
en cercle, à moins que ce ne soit le dessous du
menton.

« Lorsque la forme du visage est perpendiculaire et
soutenue par des os très-compactes, elle n'admet jamais de sourcils fortement arqués.

« Des fronts légèrement courbés et cependant fort
couchés en arrière, ne sauraient souffrir un petit nez
retroussé, dont le contour présente en profil une excavation marquée.

« La proximité du nez à l'œil décide toujours de
l'éloignement de la bouche.

« Plus il y aura d'intervalle entre le nez et la bouche, plus aussi la lèvre d'en haut sera petite.

« Une forme ovale du visage suppose toujours des
lèvres charnues et bien dessinées [1]. »

Lavater regarde le nez comme une partie *retombée*
du cerveau. « C'est pourquoi, dit-il, telle espèce de
front s'associe toujours à tel nez d'une espèce analogue. Parmi cent fronts arrondis de profil, je n'en ai
pas trouvé un seul qui présentât un nez aquilin proprement dit. »

Tous ces faits, comme on le voit, ont surtout pour
objet certaines relations de conformation des organes
entre eux. Nous ne croyons pas que les données éta-
blies dans l'énoncé qui précède soient irrévocablement
applicables à tous les visages sans exception; mais
nous devons dire que le contrôle de notre observation
particulière nous en a démontré l'exactitude dans la
généralité des cas.

Enfin, pour ne laisser aucun doute dans l'esprit de
nos lecteurs sur la convenance qui doit exister, dans
une jolie figure, entre les différents traits, nous allons

---

[1] Lavater, *Ess. de physiogn.; Homogénéité de tous les
individus de l'espèce humaine.*

rapporter une expérience indiquée par Lavater lui-même, et que tout le monde pourra répéter avec facilité : « Prenez les silhouettes de quatre personnes reconnues pour judicieuses ; tirez de chacune une partie séparée, et de ces sections détachées, vous composerez un tout si bien lié que rien n'y annonce vos rapports ; vous grefferez le front de la première silhouette sur le nez de la seconde, puis vous y ajouterez la bouche de la troisième et le menton de la quatrième, et le résultat de ces différents signes de sagesse deviendra l'image de la folie... » Eh bien ! ce que Lavater dit du défaut de convenance appliqué à la physiognomonie, peut être appliqué, avec plus de raison peut-être, à la beauté des traits ; car, en associant, comme il le recommande, quatre portions de quatre visages convenablement beaux, mais d'un *type différent*, on arrivera ainsi à une production difforme et incohérente.

Certes on nous acccordera sans peine que l'*expression* concourt aussi à la beauté dans une proportion assez large. Qui donc aimerait jamais une physionomie sans noblesse et sans animation, une figure qui ne refléterait pas la bonté, la gaieté et le bonheur? A qui pourront plaire ce front, ces yeux, cette bouche, s'ils ne décèlent, jusque dans leur immobilité, une intelligence élevée et la dignité d'une nature supérieure? O beauté! s'écrie Delille,

> . . . Tu traitas en roi le roi de la nature :
> L'homme seul eut de toi ce front majestueux,
> Ce regard noble et doux, fier et voluptueux,
> Du sourire et des pleurs l'intéressant langage,
> Et sa compagne aussi fut ton plus bel ouvrage...

Si un visage presque difforme, mais intelligent et bon, peut déplaire au premier aspect, on ne tarde pas à l'aimer et à y reposer bientôt ses regards avec complaisance, plus qu'on ne saurait le faire chez un autre, mieux conformé du reste, mais moins expressif [1].

Lorsqu'une belle expression de physionomie se rencontre avec des traits délicats et assez jolis, on dit alors que la figure est distinguée. Une tête d'un mo-

---

[1] L'homme vicieux est laid; le vice est dégoûtant, dangereux même; l'homme intelligent et vertueux au contraire est toujours beau; la vertu est chose excellente. Quoi de plus naturel? Cela ne méritait certainement pas toutes les dissertations à perte de vue que ce rapprochement nous a values.

dèle régulier, mais de laquelle ne jaillit aucune lueur d'intelligence, paraîtra toujours commune.

Il est des figures assez laides d'ailleurs, et d'une expression vulgaire dans l'état de repos, qui deviennent en s'animant rayonnantes de noblesse, d'esprit et de fierté. Cette circonstance paraît tenir au tissu grossier et peu élastique des parties molles, qui demande à être vivement ébranlé pour recevoir l'empreinte des sentiments dont l'âme est émue.

Les remarques qui précèdent s'appliquent en grande partie à la physionomie en mouvement, ou du moins attentive et éveillée; mais même dans un état d'immobilité aussi absolu qu'on peut le concevoir, les formes du visage jouissent encore d'une expression bien déterminée. Et c'est ici le lieu d'énoncer le principe aujourd'hui incontestable servant de base à la physiognomonie, qui veut que l'homme enclin à certaines passions ou possédant certaines facultés affectives, et qui contracte l'habitude de les exprimer en donnant à ses traits telle ou telle direction, conserve bientôt sur son visage la trace des émotions qui l'ont souvent agité, la figure gardant en partie la conformation que volontairement ou involontairement on lui a nombre de fois donnée. Car si, dans ces transformations, dans ces changements à vue de formes qui se succèdent dans une physionomie en mouvement par l'action rapide des muscles qui se relâchent ou se renflent, nous trouvons certains effets dont l'aspect nous charme, peut-être par de gracieux contours survenus momentanément dans les formes [1], peut-être seulement par leur aimable signification, il n'en est pas moins vrai que la configuration normale et immobile des traits a aussi le pouvoir de parler à l'âme, et qu'il existe un arrangement particulier entièrement significatif et expressif de sa nature, et constituant ce qu'on appelle une belle physionomie.

Dans l'analyse de la beauté, l'expression qui ressort de la forme de chacun des traits est le caractère le plus facile à saisir, parce qu'il nous frappe tout d'abord et presque sans examen préalable; aussi ce sont des caractères de ce genre qui composent la plus

[1] Il n'est pas sans intérêt de remarquer que les passions gaies, en épanouissant tous les traits de la figure, donnent naissance à des contours plus arrondis et plus agréablement ondoyants que leur resserrement ou leur concentration, produits par les passions tristes sur l'ensemble du visage, dont ces derniers effets altèrent la proportion en le sillonnant aussi de lignes anguleuses.

grande partie des descriptions que font nos écrivains du visage de leurs héros. Ils sont vite observés, parce qu'ils expriment un sentiment ou une affection ; mais la disposition des formes qui leur a donné naissance reste presque toujours inobservée et méconnue. Il nous resterait donc à rechercher quelles formes diverses affectent les parties mobiles du visage, sous l'influence des sentiments variés dont l'homme peut être animé ; mais cette étude, qui, pour rester dans les limites de notre sujet, serait nécessairement incomplète, sera touchée en partie lorsque nous entrerons dans les détails de la physiologie du visage [1].

La dernière des qualités inhérentes à la beauté, selon nous, est la *teinte*. Nous comprenons sous cette dénomination : 1° la carnation ; 2° la souplesse et le poli du tissu de la peau et des corps qui y adhèrent normalement, comme les poils ; 3° la couleur des différentes parties qui composent le visage.

Une belle carnation est constituée par la fraîcheur

[1] Nous engageons fortement ceux qui voudraient étudier la disposition affectée par la physionomie stable et assise, dans l'expression des sentiments nobles, à méditer le livre de Lavater et les curieuses additions de son continuateur Moreau (de la Sarthe).

et la transparence de l'enveloppe cutanée. Ce que nous appelons le poli de la peau, au contraire, réside dans la finesse de tissu de ses couches superficielles; dans cette surface moelleuse et satinée qui, séduisant nos regards émerveillés, fait encore éprouver au toucher les plus voluptueuses sensations.

Les couleurs que l'on observe dans le visage sont le blanc pur aux dents et aux yeux, le rouge qui ressort aux lèvres et aux joues. Le bleu des veines s'y fait quelquefois sentir, de même que quelques nuances de jaune. On y remarque enfin le noir plus ou moins nuancé, fixé vers la chevelure et les sourcils, et qui contraste avec la coloration rosée du reste du visage.

Chacun des types principaux de la beauté possède en quelque sorte une couleur qui lui est propre. Ainsi la couleur brune, qui suppose ordinairement une beauté plus vigoureuse et plus ardente, s'accompagne le plus ordinairement d'une teinte foncée de la peau qui ne laisse pas que de faire les délices d'un grand nombre de gens de goût [1]. La couleur blonde

---

[1] Tu n'es ni blanche ni cuivrée,
Mais on dirait qu'on t'a dorée
Avec un rayon du soleil.
(Victor Hugo, *Orient.*)

admet plus de délicatesse dans les traits, et une peau éblouissante de blancheur, le plus souvent marbrée de bleu [1]. Des cheveux soyeux et d'un blond *pur* deviennent chez nous de plus en plus rares ; et cette circonstance est assurément des plus fâcheuses, car, sans vouloir décider le moins du monde entre les brunes et les blondes, on ne peut se dissimuler que les femmes de cette dernière couleur ne soient, dans l'échelle humaine, l'expression la plus avancée de cette série graduée de types divers qu'on remarque entre l'Hercule Farnèse et la Vénus de Médicis ; en un mot, que la blonde ne soit, parmi les femmes, celle qui nous montre dans ses traits les caractères féminins les plus prononcés.

Il est un type intermédiaire qui, lorsqu'il se rencontre chez une femme, réunit presque tous les agréments des deux premiers : c'est la brune aux yeux bleus.

Or les yeux bleus, comme on sait, sont plus souvent le partage des sujets blonds, et les yeux noirs

---

[1] Ce tissu transparent, dont un sang vif et pur
Court nuancer l'albâtre en longs filets d'azur.
(LEGOUVÉ, *le Mérite des Femmes.*)

celui des sujets bruns. Les yeux noirs ont, il est vrai, plus de vivacité, plus de feux ; et de plus, le blanc de l'œil s'y transforme quelquefois en une nuance d'un bleu pâle admirablement encadrée par des cils bruns et longs. Mais les yeux bleus projettent sur tout le visage une lumière et une clarté qui l'illuminent d'une douce et charmante auréole ; l'éclat de leur azur resplendit en rayons célestes sur la physionomie tout entière, et y répand toutes les grâces qu'il est permis à un beau regard de lui prêter. Il n'en est plus de même des yeux gris, verts ou jaunes : ces deux dernières colorations, en particulier, ne sont pas supportables [1].

Les divers modèles de la beauté avec les variations de teinte qui les distinguent, ont eu, de tout temps, leurs admirateurs ; cependant on peut dire d'une manière générale que, sous notre climat, la peau la plus blanche est aussi la plus belle. Cette extrême beauté de la peau, plus particulièrement dévolue à la couleur blonde ou rousse, n'a certainement pas peu contribué

[1] Une des conditions les plus indispensables à la beauté de l'œil réside dans la fraîcheur des paupières, qui doivent se montrer sans rides ni teinte noirâtre.

5.

à mettre en honneur, dans certains pays, la teinte roux-ardent, seule déjà réputée digne d'admiration chez les Grecs et les Romains, qui n'ont jamais représenté Vénus autrement qu'avec une chevelure dorée. C'est ce qui explique pourquoi les dames romaines qui avaient le malheur d'être brunes se décoloraient les cheveux au moyen de cosmétiques, avec le même empressement que mettent aujourd'hui les femmes rousses à se les colorer en beau noir.

En France, la mode détermine souverainement quel doit être, pour le temps, l'arrangement de la coiffure et de la barbe. Cependant, disons avec Hogarth, que « les boucles flottantes des cheveux sont les plus agréables à l'œil. Les tours, les ondulations d'une belle chevelure qui est frisée lâche et que le vent agite doucement, ont le pouvoir de charmer nos regards. » Tel a été, du reste, le sentiment des artistes de tous les temps.

Nous terminerons cette courte analyse de la beauté du visage, considérée dans ses attributs généraux, par un léger aperçu des différences qu'on observe ordinairement entre la beauté de l'homme et celle de la femme. Ces différences tiennent en première ligne à l'absence de la barbe chez cette dernière, qui possède également des sourcils plus fins et moins garnis, ainsi que des cheveux plus soyeux et plus longs. Mais il est encore dans les délicieux contours, dans les linéaments déliés qui dessinent un beau visage de femme, certains effets de forme suaves et doux, dont les yeux ne peuvent assez se repaître ; car chez une femme, la régularité est plus ordinairement correcte que chez l'homme ; la proportion est aussi mieux gardée ; l'harmonie des traits est également plus sensible ; enfin on y remarque surtout une plus grande mobilité d'expression avec un sang vermeil et une carnation d'une fraîcheur sans égale.

S'il est un fait de toute évidence et entièrement d'accord, d'ailleurs, avec les idées générales que nous avons émises sur la beauté, c'est que le sexe le plus beau est aussi celui qui nous offre dans son visage les traits les mieux contournés et les formes les plus arrondies ; et pourvu qu'on veuille y faire attention, on ne tardera pas à se convaincre que les **figures d'homme, considérées par nous comme étant** du meilleur modèle, sont presque toujours celles qui se rapprochent le plus du type féminin proprement dit. Il faut ajouter pourtant que nous sommes disposés à souffrir dans une tête d'homme des traits un peu plus angulaires et des muscles d'un certain relief, qui donnent à l'individu une expression plus mâle et l'apparence de la vigueur et de la virilité.

Les caractères différentiels de la beauté chez les deux sexes se trouvent résumés en grande partie dans cette dernière distinction.

# CHAPITRE II.

## REMARQUES SUR QUELQUES PARTICULARITÉS DE L'ANA-TOMIE ET DE LA PHYSIOLOGIE DE LA FACE.

Nos études analytiques sur la figure humaine se sont bornées jusqu'ici à sa surface extérieure et visible ; quelques détails sur la structure et les fonctions des organes profonds en doivent être, par conséquent, le complément nécessaire. D'un autre côté, il n'est pas non plus sans utilité, au point de vue de la calliplastie, d'étudier sommairement les changements qui surviennent dans les proportions et dans la structure de la face par l'effet de l'âge ; car nous verrons dans la suite qu'il sera souvent plus facile à notre art d'augmenter, de diminuer ou de régulariser dans sa marche naturelle un développement organique, qui aurait été peut-être plus rebelle à nos moyens, si nous avions eu à lutter contre les efforts mêmes de la nature.

Dans une tête de nouveau-né, l'exiguïté de la face, comparativement au volume du crâne, est tout à fait remarquable. L'extrémité du menton est sur la même ligne que la portion proéminente du front : aussi l'angle facial présente-t-il souvent une ouverture de plus de 95° ou 100°.

Le front, quoique d'une étendue proportionnelle plus grande que celle qu'il possède chez l'adulte, nous montre pourtant sa partie inférieure amoindrie et effacée aux dépens de l'énorme surface embrassée par les régions supérieures et en particulier par les *bosses frontales*. Les *fosses temporales* elles-mêmes sont à peine indiquées; les *bosses sourcilières* font place à une dépression sensible résultant du peu de développement des *sinus frontaux* : l'on peut donc avancer, sans exagération, que jusqu'à l'âge adulte, l'accroissement du front en surface a lieu presque exclusivement par l'agrandissement de ces parties.

Les sinus frontaux s'arrondissent et se voûtent par l'écartement de la lame externe, qui, en s'éloignant peu à peu de la lame interne, élargit ainsi cette cavité. Quant à la région supérieure du front, elle ne prend alors que peu ou point de part au développement de cette portion de la face. Cependant, à mesure que l'homme incline vers la vieillesse, la front semble également s'accroître dans sa totalité : les saillies frontales et surcillières proéminent de plus en plus en laissant entre elles des sillons et des enfoncements qui se couvrent bientôt de rides profondes.

L'*orbite* a une amplitude considérable chez le jeune enfant, vu le peu de développement des organes voisins.

Les sourcils, dont les poils sont fins et peu fournis dans l'enfance, deviennent longs et rudes à mesure que l'individu avance en âge. Leur couleur suit à peu près, dans ses variations, les nuances diverses qu'on observe successivement sur la chevelure aux différentes périodes de la vie.

A la naissance, le nez, qui apparaît comme un mince tubercule, est de tous les organes extérieurs, à cette époque, le moins développé, eu égard au volume qu'il doit acquérir dans la suite. Il est toujours alors plus ou moins épaté ; le *lobe du nez* raccorni sur lui-même, rétrécit l'ouverture des narines, très-visibles à l'extérieur à cause du raccourcissement de l'organe, qui est sensiblement retroussé et camus chez les enfants. Chez le nouveau-né, les cartilages qui constituent le lobe du nez sont encore d'une consistance membraneuse : *les cartilages latéraux et les cartilages des ailes du nez* sont séparés à l'extérieur par une rainure profonde. Enfin les os *du nez* n'ont encore acquis qu'un développement peu considérable en longueur ; mais la voûte qu'ils forment entre eux est proportionnellement assez large.

Insensiblement l'organe entier s'épanouit et s'allonge par les progrès de l'âge, pour revêtir enfin cette forme qui prête si bien à la majesté du visage. En s'accroissant, les cartilages dessinent le lobe et la partie moyenne du nez, et c'est pour ainsi dire à la forme qu'ils affectent, aux contours et aux sinuosités qu'ils décrivent, que l'on doit la perfection ou la difformité du nez.

Chez l'adulte, la peau que recouvre l'organe qui nous occupe est dense, fibreuse et assez épaisse. Une multitude de points noirs dont sa surface est criblée, représentent les ouvertures des *follicules sébacés* contenus en grand nombre dans le tissu même de la peau, et dont ils concourent puissamment à augmenter l'épaisseur.

Le nez semble croître encore dans l'âge viril et dans la vieillesse ; mais à cette dernière période de la vie, la peau qui le recouvre devient comme vasculaire et charnue : transformation qui se traduit à l'extérieur par une surface inégale et injectée, quelquefois même par de véritables excroissances gemmiformes. C'est aussi à cet âge que l'orifice des narines se garnit de plus en plus de ces poils longs et rudes que les anatomistes appellent *vibrisses*.

Nous noterons, pour mémoire, que les artères du nez, venant toutes de la *faciale*, sont au nombre de trois : ce sont l'*artère dorsale du nez*, l'*artère de la cloison*, et l'*artère de l'aile du nez*.

Les joues sont peu développées chez le jeune enfant, surtout dans le sens vertical ; car à cet âge l'*arcade alvéolaire* et le *rebord inférieur de l'orbite* sont presque contigus. Plus tard ces organes se voûtent et s'étendent en surface grâce à l'énorme ampliation que prennent les cavités des *sinus maxillaires*, qui, à la naissance, sont encore à l'état presque rudimentaire. Elles sont d'ailleurs secondées dans cette action par les *arcades zygomatiques*, qui, en se prononçant davantage sous la peau et en s'épaississant, concourent aussi pour leur part à la saillie des pommettes et au développement des joues. Ces régions latérales se sillonnent de rides et se creusent chez le vieillard, où l'amaigrissement fait fondre, pour ainsi dire, la couche de graisse qui comble les inégalités et arrondit les contours dans les autres âges.

L'enfant qui vient de naître nous présente une mâchoire supérieure tellement raccourcie dans le sens vertical, que l'os *maxillaire* correspondant se trouve alors presque entièrement formé par le *rebord alvéolaire*, renfermant déjà les germes des premières dents. La *fosse canine* est à peine indiquée.

On observe le même rétrécissement vertical dans l'os *maxillaire inférieur*, où le bord alvéolaire très-développé constitue presque à lui seul la partie horizontale de l'os. Les *branches* du même os, fort couchées en arrière, forment, avec le *corps*, un angle tout à fait obtus.

Il résulte des dispositions anatomiques que nous venons d'indiquer : 1° que les dimensions des parties inférieures de la figure, dans le sens vertical, sont beaucoup moindres, toute proportion gardée, que dans le sens horizontal ; 2° qu'il doit exister nécessairement une dépression notable vers les angles de la mâchoire inférieure ; 3° que la saillie du menton, placé sur un plan postérieur de beaucoup à celui des lèvres, doit être en partie effacée. Telle est, en effet, la forme des parties constituantes de la bouche et du menton à la naissance.

Les muscles de ces régions sont peu apparents, et leurs fibres sont comme perdues dans le réseau du tissu cellulaire.

Au bout de quelques mois, les dents percent l'alvéole, et, croissant des deux côtés à la fois, forcent les mâchoires à se tenir écartées : insensiblement aussi la *symphyse* du menton se dessine ; et ces causes diverses ne tardent pas à faire croître en longueur l'espace compris entre le nez et le menton. Enfin, l'incurvation des branches du *maxillaire inférieur* qui se dirigent vers le crâne à angle droit, et le développement simultané du corps des deux os des mâchoires viennent déterminer la forme que la bouche et le menton présentent dans l'âge adulte.

A cet âge, des muscles déliés et mobiles impriment les mouvements les plus variés à une peau souple et polie ; et une grande quantité de *tissu cellulaire*, sous lequel rampent les *artères coronaires*, dispense la fraîcheur à des lèvres ordinairement vermeilles et charnues.

La vieillesse, de son côté, vient apporter à ce dernier état de choses des modifications tout à fait dignes d'intérêt ; mais parmi les transformations les plus frappantes qui s'opèrent à cette période avancée de la vie dans la figure de l'homme, la suivante est surtout remarquable. Les dents viennent ordinairement à tomber, les os maxillaires se rapprochent, et l'espace qui sépare le nez de l'extrémité du menton diminue à peu près d'un sixième. Les arcades alvéolaires qui enchâssaient les dents et avaient avant leur chute la forme d'un bourrelet saillant, ne présentent plus alors qu'un bord mince qui tend insensiblement à s'user et à disparaître. Cette dernière disposition ne tarde pas à se révéler par l'enfoncement de la bouche : les joues se creusent et les lèvres semblent rentrer en laissant proéminer le menton, dont la saillie acquiert ainsi la forme appelée vulgairement *menton de galoche*. Le nez lui-même, n'étant plus soutenu sur une. base aussi large ni aussi résistante, paraît tomber sur la bouche et affecter de cette manière la forme exagérée du type aquilin.

Le rapprochement des deux mâchoires a encore pour effet de tirailler, en le portant en haut, le mus-cle *peaucier* qui prend ses points d'attache aux an-gles de la bouche pour aller se perdre sur les parties supérieures et latérales de la poitrine. Ce tiraille-ment a pour conséquence l'abaissement de l'angle des lèvres et le plissement de la peau du cou, qui se ride dans le sens transversal.

Plus que dans aucune autre partie du visage, la peau s'altère dans la vieillesse aux alentours de la bouche et du menton. Une teinte terreuse remplace la fraicheur de la jeunesse, et des sillons profondé-ment creusés couturent en différents sens la surface extérieure de ces organes.

Les rides, toujours perpendiculaires aux fibres des différents muscles dont la contraction plisse la peau

6.

qui les recouvre, ne sont que le résultat de la fré-
quence de ces mêmes contractions, les téguments
gardant le pli qui leur a été tant de fois donné. Ces
plis de la peau, dont on conçoit l'importance en physiognomonie, gravent sur la face les agitations qui
ont souvent ému le cœur de l'homme, et lui donnent
ainsi une expression de noblesse et de bonté, ou, selon les cas, de bassesse et de méchanceté. Il n'est
pas moins curieux, par conséquent, dans l'intérêt de
nos études sur la face de l'homme, de connaître quelle
est, dans l'expression des passions, l'action des différents muscles de la face.

Ces muscles comprennent les régions *crânienne*
*palpébrale*, *nasale* et *labiale*. Ils sont, comme on
le voit, presque tous groupés autour des ouvertures
nombreuses que présente cette portion du corps de
l'homme. Nous allons rapidement les passer en revue.

Quand le muscle *frontal*, agissant de concert avec
son auxiliaire l'*occipital*, contracte ses fibres supérieures, le sourcil et la paupière supérieure sont éle-
vés, et la physionomie reçoit alors l'expression de la
gaieté, si cette disposition coïncide avec l'épanouis-

sement des autres traits, ou bien de la frayeur, si elle
est accompagnée du resserrement général des lignes
du visage, avec des narines dilatées et une bouche
béante. Au contraire, lorsque les fibres inférieures,
aidées en cela par celles du muscle *pyramidal* situé
lui-même sur les parties supérieures et latérales du
nez, viennent à se porter en bas, la figure, alors,
exprime énergiquement les grandes douleurs morales
de l'individu. Cette expression de tristesse est encore augmentée par la contraction du *sourcilier*, qui,
plissant la peau du front perpendiculairement, rapproche les sourcils et caractérise ainsi l'homme dur
et colère.

Le relâchement des fibres du *palpébral* et du *releveur de la paupière supérieure*, en laissant tomber
doucement cette même paupière, donne à la physionomie l'accent de la pudeur, de la modestie ou de
l'abattement.

C'est à peine si l'on peut saisir et déterminer l'expression de quelques-uns des mouvements des yeux,
tant ils sont rapides et variables dans leur signification. Les muscles propres de ces organes avaient
reçu des anciens des noms caractéristiques de leurs

fonctions expressives : ainsi le muscle *droit supérieur* était nommé par eux *superbus, mirator;* le *droit inférieur* s'appelait *humilis;* le *droit externe*, *indignatorius;* l'*interne, amatorius, sensibilitorius;* enfin, le muscle *grand oblique,* qui, par les mouvements de rotation qu'il imprime à l'œil, rend les sentiments de pitié, de tendresse et d'amour, avait reçu le nom de *patheticus.*

Les muscles de la région nasale concourant à l'expression sont les suivants : à la partie supérieure se rencontre le *pyramidal,* dont nous avons déjà parlé, et qui, en se contractant, laisse apparaître sur le dos du nez, une saillie donnée comme caractère des passions tristes et haineuses. Une action expressive fort remarquable est encore déférée au muscle releveur de l'aile du nez qui, en dilatant la narine, marque sur la physionomie le dédain et l'orgueil. Toutefois, lorsque cette disposition se rencontre dans un visage aimable, elle décèle un penchant à la volupté : l'individu semble respirer, *flairer* le plaisir. Les muscles *myrtiformes,* au contraire, qui resserrent la narine, donnent à la figure l'accent de la sévérité, mais souvent aussi de la finesse et de la ruse.

De tous les muscles de la face, les faisceaux, si nombreux et si variés de la région labiale sont, sans contredit, ceux qui, par leur souplesse et par la mobilité des parties molles auxquelles ils prennent leurs points d'attache, servent le mieux à traduire sur le visage les agitations morales de l'homme.

L'*orbiculaire*, en rapprochant les lèvres qu'il laisse saillir au dehors, donne à l'ensemble des traits un caractère triste et boudeur : il fait la moue, selon l'expression consacrée. Si, par un effet de la contraction de ce muscle, les lèvres sont serrées en même temps qu'amincies, cette disposition indique le mécontentement et la méchanceté. Quand la lèvre supérieure est portée en avant et dépasse l'inférieure, le visage revêt une expression de bonté ; si c'est au contraire l'inférieure qui déborde, elle donne à la figure l'aspect de la férocité.

Un seul mode d'action physionomique doit être reconnu au *buccinateur :* il consiste à concourir à l'expansion générale des traits.

La vanité trouve son principal agent dans le *releveur de la lèvre supérieure*, qui tire en haut et redresse les coins de la bouche. Mais si les muscles dilatateurs des traits agissent alors comme pour sourire, la physionomie porte l'empreinte du dédain et de l'ironie.

On sait généralement que les *zygomatiques* sont véritablement les agents de l'expression des affections gaies. Ils ont pour action immédiate d'épanouir les traits en portant les angles de la bouche en dehors et un peu en haut. Ce sont eux qui agissent surtout dans le rire ; quoique, dans ce jeu exagéré de la physionomie, tous les muscles dilatateurs concourent aussi à l'expansion générale des traits de la face. Lors de cet épanouissement complet du visage, on voit chez quelques individus, se dessiner vers les joues deux fossettes que Haller attribue à l'écartement des deux muscles zygomatiques [1].

Dirigés de bas en haut, les muscles *carrés* et *triangulaires* du menton, en déprimant les traits et les rapprochant de la ligne médiane, peignent sur le vi-

[1]
Et chaque joue a du doigt de l'amour,
Vers le sommet, cette empreinte légère
Dont il désigne et marque pour sa cour,
Pour ses plaisirs, les beautés qu'il préfère.
  ( *L'Arioste*, portr. d'Alcine, trad. par WATELET.)

sage les pensées tristes : ils ont pour effet, comme on dit, *d'allonger la figure*.

Les puissances musculaires qui servent à la mastication, c'est-à-dire les muscles *masseters* et *temporaux*, se contractent très-violemment dans la colère et en général dans toutes les passions convulsives. Leur soulèvement, dans cet état de contraction spasmodique, ou leur exubérance naturelle décèle chez l'homme des instincts féroces ou des appétits animaux, joints à un caractère d'une brutalité révoltante.

Une dernière propriété d'expression de quelque intérêt est celle du *peaucier*, qui porte également en bas les angles des lèvres et concourt aussi, pour sa part, à l'allongement des traits. En considérant l'action physiologique de ce muscle chez certains animaux, on est fondé à admettre, par analogie, que le peaucier, chez l'homme, puisse imprimer à de longues barbes des mouvements très-significatifs.

Nous notons ici, en passant, que le tissu cellulaire, qui double d'une couche plus ou moins épaisse l'enveloppe cutanée de la face, sert puissamment à l'expression par sa souplesse et sa rénitence, quoique, dans certains cas, sa trop grande abondance et l'agrégation trop compacte de ses lames y apportent de véritables obstacles, par la gêne qu'ils font subir aux mouvements.

Le même usage (celui de concourir à l'expression) est dévolu au *tissu vasculaire* ou *réticulaire*, situé immédiatement sous l'épiderme. Ce tissu se rencontre principalement sous les joues, où il forme un réseau que l'on voit s'injecter ou se décolorer tour à tour, selon l'émotion qui nous agite.

Ajoutons, en terminant ce sujet, qu'il ne faut pas s'attendre à trouver une grande régularité de structure dans la disposition des muscles de la face. « Il y a des sujets, dit Winslow, chez lesquels il manque des portions de ces muscles, d'autres où il est presque impossible de les démêler distinctement à cause de la pâleur extrême et de l'atténuation des fibres. Il y en a où véritablement on trouve des faisceaux musculaires qu'on ne rencontre pas chez d'autres. » Il n'est pas douteux pour nous que ces différences ne soient en partie acquises.

Presque tous les muscles de la face ont une extrémité fixe, prenant son point d'attache à l'os ; et l'autre mobile, et qui adhère à la peau d'une des ouvertures naturelles de la face. En prenant donc la bouche pour exemple, on observe que de cette ouverture elliptique partent de nombreux faisceaux musculaires qui vont, en rayonnant dans tous les sens, s'implanter aux os voisins, afin de pouvoir, de cette façon, porter et tirailler dans toutes les directions le bord libre des lèvres qui limite cette ouverture. Mais, d'un autre côté, un muscle assez puissant, composé de fibres circulaires (*l'orbiculaire*), et qui a pour mission de clore et de rapprocher les lèvres, vient à lui seul contre-balancer l'action de tous les autres, et se trouve être ainsi l'antagoniste de toutes les fibres musculaires divergentes. Or, il résulte clairement de cet antagonisme que dans l'état de repos, la bouche étant fermée, le muscle orbiculaire doit faire équilibre à tous les autres muscles, qui, en vertu de leur rétractilité ou élasticité propre, ne manqueraient pas de porter les extrémités labiales en haut, en bas ou latéralement, selon leur situation et leur force rétractile : de la même manière que l'on voit, dans les paralysies faciales, la partie affectée tout à fait déjetée du côté opposé, dont les muscles contractiles et pleins de force rompent l'équilibre et attirent à eux les fibres inertes du côté paralysé.

Cet ordre de faits, d'une évidence manifeste, va nous donner la clef de quelques légères imperfections, où plutôt de certaines déformations qu'on observe chez un grand nombre d'individus. En effet, s'il arrive que les fibres inférieures de l'orbiculaire soient trop faibles pour faire équilibre à celles des muscles *carré* et de la *houppe du menton*, dont l'action attire la lèvre de haut en bas, celle-ci restera pendante ou semblera diminuer de hauteur. Au contraire, lorsque les fibres supérieures ne pourront contre-balancer l'action du muscle *canin*, la lèvre supérieure, raccourcie et portée en haut, donnera à la bouche un aspect difforme. C'est encore au défaut d'équilibre qu'on observe assez souvent entre l'orbiculaire et le *buccinateur*, qui est l'antagoniste le plus direct du premier de ces muscles, que l'on doit rapporter une difformité assez fréquente, c'est-à-dire l'extrême élargissement de la bouche, qui est dû, en grande partie, à la force rétractile prédominante du buccinateur.

Mais certains muscles divergents eux-mêmes, qui

se croisent et s'entremêlent aux angles de la bouche, sont également dans un état d'antagonisme parfait. Ainsi le *triangulaire du menton*, qui des parties latérales et inférieures de la mâchoire va gagner la commissure des lèvres, se continue manifestement au delà pour donner naissance aux muscles *canin* et *grand-zygomatique*, qui ont une direction presque opposée. D'après ce que nous venons de dire, on comprend sans difficulté que si les fibres musculaires supérieures, constituant les muscles canin et grand-zygomatique, sont plus nombreuses et jouissent par conséquent d'une contractilité organique supérieure à celle du triangulaire, les coins de la bouche seront attirés en haut et un peu en dehors, tandis qu'ils seront portés en bas si c'est le contraire qui arrive.

On rencontre manifestement cette disposition chez certains individus où les muscles de la face se dessinent vigoureusement sous la peau ; et nous en avons observé plusieurs chez lesquels une saillie bien prononcée du muscle triangulaire, et qui attestait la vigueur de ce muscle, coïncidait avec l'abaissement de l'angle des lèvres et l'élargissement de la lèvre supérieure vers les côtés.

Ces exemples suffiront pour montrer que l'équilibre entre toutes les fibres musculaires qui meuvent
les voiles membraneux servant à l'occlusion des ouvertures naturelles de la face, est un élément nécessaire à une bonne conformation ; et que bon nombre
d'imperfections physiques trouvent leurs causes dans
ce défaut même d'équilibre entre les muscles antagonistes.

# CHAPITRE III.

## HISTORIQUE.

Nous avons défini la *calliplastie* [1], l'art d'embellir appliqué au visage ; mais il nous faut encore, pour en déterminer l'objet avec précision, le différencier des autres arts analogues.

Des cinq qualités que nous avons dit être inhérentes à la beauté, les quatre premières distribuent et ordon-

---

[1] Καλλος, beau ; πλασσειν, former, façonner.

On croira sans peine que ce n'est pas dans le vain but de faire du néologisme que nous avons écrit ce mot en tête de ce livre. Aucun nom connu ne nous ayant paru désigner avec exactitude le sujet que nous allions aborder, à cet art nouveau il a fallu appliquer une dénomination nouvelle, et celle que nous avons adoptée en donne une idée à peu près exacte.

nent sur le visage les grâces et la perfection des
formes; la dernière, au contraire, y répand son frais
et charmant coloris. Ce fut principalement la recherche de cette belle carnation, de cette séduisante
fraîcheur, qui donna naissance à un art particulier
connu sous le nom de *cosmétique*, et dans lequel ont
excellé les Grecs, les Romains, et surtout les peuples
orientaux. Une distinction tranchée séparera donc toujours la cosmétique de la calliplastie, car le but vers
lequel nous tendons, et que nous allons poursuivre ici
de tous nos efforts; sera presque exclusivement l'embellissement des formes.

Depuis quelques années, la chirurgie s'est enrichie
d'un art qui s'en prend aussi à la forme, mais qui ne
consiste encore que dans la restauration de parties
absentes au moyen d'opérations sanglantes, et dont
les procédés ne sont guère acceptés que comme un
moyen de remédier à un état de forme incompatible
avec la santé et le libre exercice des fonctions des organes de la face. Nous avons la ferme conviction que
des destinées brillantes attendent l'art *autoplastique*,
d'origine si nouvelle, et déjà cependant si fécond en
beaux résultats; mais, jusqu'alors, des différences

essentielles de but et de moyens ne lui laissent que des rapports éloignés avec le sujet qui nous occupe.

L'*orthopédie* est, de toutes les sciences médicales, celle qui présente l'affinité la plus directe avec la calliplastie. Lorsqu'Andry, réunissant en un corps d'ouvrage [1] la plupart des faits connus avant lui, et en établissant lui-même de nouveaux préceptes, jetait ainsi les fondements généraux de l'orthopédie, il réservait dans son livre la plus grande place au traitement des difformités de la face, car il avait compris que le visage méritait peut-être, plus que toutes les autres parties du corps, l'attention des médecins qui se livrent à l'étude de ses conformations vicieuses. S'il est donc quelque chose d'étrange et d'inexplicable, c'est assurément la conduite des orthopédistes, qui, s'écartant de plus en plus de la voie si heureusement tracée par Andry, ont restreint peu à peu les applications orthopédiques à la recherche d'une rectitude parfaite dans le tronc et les membres des jeunes sujets. Certes, si l'orthopédie était restée dans les vastes limites qui lui avaient été primitivement assi-

[1] ANDRY. *De l'Orthopédie*, 2 vol. in-12. Paris, 1741.

gnées, une très-grande analogie eût existé entre elle
et la calliplastie, qui, dans quelques-unes de ses parties
au moins, pourra être considérée comme l'orthopédie
de la face ; mais, malgré une certaine conformité entre
quelques-uns de leurs procédés, le point de vue spé-
cial où elles sont respectivement placées, et un certain
nombre de dissemblances tranchées que nous ren-
drons sensibles dans la suite, en font naturellement
aujourd'hui deux arts entièrement distincts.

Ainsi, sauf quelques points de contact avec certaines branches de la chirurgie, la calliplastie est
encore à ce moment un art à peu près nouveau.

Toutefois, s'il est aujourd'hui presque inconnu dans
nos mœurs, on peut dire qu'il est peu de nations dans
les usages desquelles on ne rencontre quelques ves-
tiges de manœuvres plus ou moins rationnelles, ayant
pour objet l'obtention de formes réputées nobles et
belles. Les récits des voyageurs et des historiens fourmillent d'exemples de ce genre.

Ces pratiques, le plus souvent monstrueuses et
grossières, comme les peuplades barbares qui les
avaient adoptées, mais quelquefois pourtant plus par-

faites et mieux entendues chez des nations un peu
plus policées, étaient en quelque sorte des applications de leur calliplastie, puisqu'ils attachaient aux
formes nouvelles ainsi obtenues l'idée de la beauté.
Ce qui n'est pas douteux au moins, c'est qu'ils aient
souvent réussi à modifier considérablement la conformation naturelle de leur visage, pour la remplacer
par des formes de convention. Il est donc pour nous
d'un intérêt puissant, au point de vue de l'histoire de
l'art et de l'étude des procédés employés jusqu'à ce
jour, de connaître une partie des faits qui se ratta-
chent à ces manœuvres.

Hippocrate, dans les écrits duquel on a pu re-
trouver les idées mères de presque toutes les découvertes qui sont venues dans ces derniers temps enri-
chir les sciences médicales, est encore à cette heure
celui qui se trouve avoir fait mention le premier d'un
procédé calliplastique en usage de son temps. « Les
Macrocéphales, dit-il [1], sont ainsi nommés parce qu'ils
diffèrent des autres peuples par la longueur de leur
tête. Cette disposition n'avait d'abord été chez eux

---

[1] Ἱπποκράτης, περὶ ἀερων τοπων.

que l'effet d'une coutume, mais à présent la nature y concourt aussi. Cette coutume doit son origine à l'idée de noblesse qu'ils attachent aux longues têtes. Dès qu'un enfant est mis au monde, et pendant que sa tête est encore tendre, on la façonne avec les mains, on la serre avec des bandages et d'autres machines propres à cet usage, de manière qu'on la force à s'allonger et à prendre insensiblement la figure sphérique. Ce ne fut dans le commencement que l'effet de la coutume, comme je viens de l'observer; mais, avec le temps, la nature s'y était tellement pliée, qu'elle n'avait plus besoin d'être forcée par la coutume [1]. »

Selon Strabon [2], les Sygines, peuples voisins du mont Caucase, avaient adopté un usage à peu près pareil. Le genre de beauté attribué à cet allongement de la tête a été, du reste, souvent recherché. Au rap-

---

[1] Une infinité de questions intéressantes qui surgissent à chaque pas autour de nous, et le manque de temps et d'espace, nous empêchent de discuter cette opinion d'Hippocrate sur la reproduction des formes primitivement acquises. Nous nous bornerons à dire qu'un grand nombre de faits, observés chez l'homme et chez les animaux, viennent à son appui et nous la font considérer comme tout à fait fondée.

[2] STRABON, liv. XI, p. 358.

port de Nieuhoff [1], les bonzes ou prêtres chinois, qui ont tous la tête conique, ne doivent cette prérogative qu'à des manœuvres exercées sur leur crâne pendant leur première enfance.

Mais cette déformation, si bizarre et si extraordinaire qu'elle paraisse, n'est pas comparable à celle que certains voyageurs ont pu observer sur le crâne des Omaguas, peuple des environs du Maragnon. La Condamine nous apprend que ces sauvages pressaient entre plusieurs planches la tête des jeunes enfants, afin de l'aplatir en différents sens, mais principalement vers l'occiput et les tempes. Quelques peuplades sauvages, d'après le même auteur, se contentaient de comprimer le crâne des nouveau-nés avec les mains; chez d'autres, enfin, la compression s'exécutait au moyen de masses d'argile.

Les habitants d'Arakan, qui n'estimaient qu'un front plat, savaient fort bien le rendre tel, en laissant une plaque de plomb à demeure sur la tête de leurs enfants. Ces derniers, au surplus, furent dépassés de beaucoup dans cette transmutation des formes natu-

[1] NIEUHOFF, Rel. partie 3.

relles, par la nation des Caraïbes, qui accomplit en ce genre un véritable tour de force. Ainsi, des voyageurs dignes de foi nous assurent que ces sauvages étaient parvenus à se déprimer le front de telle façon que, sans élever la tête, un Caraïbe pouvait voir au-dessus d'elle [1].

Nous ne pouvons nous empêcher de citer ici les paroles mêmes d'un voyageur qui a longuement étudié les usages des peuples de l'Amérique du Nord. « A juger du goût ou de la fureur des Américains pour se contrefaire et se défigurer, on croirait qu'ils ont été tous mécontents des proportions de leur corps. On n'a pas découvert, dans cette quatrième partie du monde, un seul peuple qui n'ait adopté la coutume de changer par artifice, ou la forme de ses lèvres, ou la conque de l'oreille, ou le contour de la tête, et de lui faire prendre une figure extraordinaire et impertinente. On a vu des sauvages à tête pyramidale et conique, dont le sommet se terminait en pointe ; d'autres à tête aplatie avec un front large, et le derrière écrasé. Cette bizarrerie paraît avoir été le plus à

---

[1] *Voyage de Labat.*

la mode ; au moins était-elle la plus commune...
Enfin on a vu sur les bords du Maragnon des Américains à tête cubique et carrée, c'est-à-dire aplatie sur
la face, sur le haut, sur l'occiput et les tempes ; ce
qui paraît être le complément de l'extravagance humaine [1]. »

Le but probable de ces manœuvres chez des sauvages belliqueux, tels que ceux qui viennent d'être
nommés, était de donner aux guerriers un aspect imposant et redoutable, et d'effrayer leurs ennemis au
moyen de ces formes surnaturelles et extraordinaires.
On ne doit pas oublier non plus, à propos de ces cou-
tumes, qu'une difformité, quelle que soit son origine,
devient bientôt une sorte de beauté lorsqu'elle est
consacrée par l'usage et l'habitude.

Mais à notre point de vue, ce qui doit nous frapper
surtout dans les faits que nous venons de rapporter,
c'est l'énorme malléabilité, ou, pour mieux dire, la
*plasticité* incroyable de la tête humaine, susceptible
de se prêter à des tranformations aussi complètes sous
l'influence des agents mécaniques. Ceci mérite assu-

___

[1] DE POW, *Recherches philosophiques sur les Américains.*

8

rément toute notre attention. Cependant, si l'on veut prendre en considération la structure semi-cartilagineuse des os de la voûte du crâne dans la première enfance, et si l'on réfléchit que la soudure des pièces osseuses appartenant à cette même voûte n'est complète que vers l'âge de quatre ans, on sera moins surpris des résultats prodigieux auxquels étaient parvenus les peuples barbares du nouveau monde.

Enfin, et comme dernier exemple de ces déformations du crâne, nous ne pouvions omettre le suivant. S'il faut en croire Bodin, les Parisiens eux-mêmes auraient eu aussi autrefois le caprice d'allonger la tête de leurs enfants, et les matrones de ce temps-là étaient spécialement chargées de ce soin. Voici le passage dont il est question : « *Exemplis domesticis utor. Cum majores nostri vultus, oblungos formosiores esse putarent, obstetrices sensim perfecerunt ut longissimi viderentur; id quod videre est in antiquis statuis et imaginibus* [1]. »

Les autres régions de la face n'ont été guère moins que la tête proprement dite, l'objet des tentatives de

---

[1] BODIN, *Method ad facilem historiæ cognitionem.*

presque tous les peuples désireux d'acquérir une conformation d'organes selon leur goût.

L'oreille externe, en particulier, qui ne possède qu'une sensibilité obtuse, a été tiraillée outre mesure par un grand nombre de populations, esclaves de préjugés grossiers et ridicules. Ainsi, les Siamois et les habitants de l'île de Pâques ont des oreilles longues et larges, qui leur descendent presque au niveau des épaules. Cette prétendue beauté de l'oreille a d'ailleurs été recherchée et obtenue par une infinité d'autres peuples. Et l'on comprend en effet l'énorme allongement qu'ont dû acquérir ces organes, quand on considère le poids dont on les a quelquefois surchargés. Les Tartares, par exemple, y attachent de lourds pendants d'un pied de longueur. Les Zélandais y suspendent différents objets, comme de l'étoffe, des clous, et jusqu'à des paquets de ciseaux et d'aiguilles.

En Éthiopie, on estime des oreilles plates, et c'est ce qui explique la coutume des nourrices de ce pays, qui compriment celles des jeunes enfants contre les os du crâne, au moyen de bandelettes roulées autour de la tête.

Plusieurs sauvages sont encore parvenus à s'allonger les paupières. Mais, à ce sujet, on trouve chez les Chinois un usage calliplastique tout à fait remarquable. Ces peuples aiment généralement des yeux peu ouverts, mais bien fendus ; aussi les jeunes filles de leur pays sont-elles dans l'habitude de se tirer continuellement et à toute heure la commissure externe des paupières en dehors, afin de faire acquérir à l'ouverture de ces mêmes paupières la disposition si recherchée : résultat qu'elles atteignent, dit-on, le plus souvent [1].

L'organe qui est la clef de voûte du visage devait être aussi l'objet des tracasseries de tous ceux qui se sont trouvés mécontents de la forme que la nature leur avait adjugée. Chacun sait, d'après Buffon, que l'aplatissement du nez chez les Hottentots provient de manœuvres exercées sur cette partie culminante de la face chez les enfants en bas âge. Le même usage existait chez les Macassarois : en effet, sitôt que leurs enfants étaient nés, on les couchait nus dans de petits paniers, où les nourrices venaient à toute heure presser doucement leur nez et le frotter avec de l'huile et de l'eau tiède [2].

[1] *Voyage de Legentil.*
[2] Gomara.

Mais le nez a encore été pétri et façonné diversement selon les circonstances. L'on rapporte que les
Péruviens se suspendaient au bout du nez un an-
neau d'or massif, dont le poids l'abaissait insensiblement et le forçait de tomber jusque sur la bouche. Il
serait impossible de compter tous les peuples chez lesquels l'un ou l'autre des cartilages du nez ont encore,
aujourd'hui même, à souffrir de pareilles mutilations.

Le type aquilin était dans l'antiquité, comme de
nos jours, jugé seul digne de siéger convenablement
sur une face royale, à laquelle il imprime, dit-on, le
caractère d'une imposante majesté. Les Perses n'auraient pas supporté volontiers un roi qui n'eût pas
été porteur d'une forme de nez qui avait été illustrée
par Cyrus, le fondateur de la monarchie. C'est pourquoi Plutarque nous apprend que des eunuques, pré-
posés à cet effet, étaient incessamment occupés à
donner au nez des jeunes princes la forme réputée
seule digne du trône.

Les anneaux ou les bijoux de toute sorte que certains peuples se fixaient aux lèvres ont souvent déterminé leur allongement et gêné la prononciation [1].

[1] Voyez, à cet effet, les usages des Botocudos, peuplades

8.

Signalons enfin, parmi tous les genres de parures qu'on a recherchées pour orner les dents, l'usage des Tartares du Kardan, qui se les incrustaient de plaques d'or [1]. Dans le royaume de Macassar, les seigneurs se les faisaient arracher pour les remplacer par des dents artificielles faites en or ou en argent massif [2].

Au visage seul ne doivent point s'arrêter ces études calliplastiques, car d'autres parties du corps ont en-

du Brésil. (*Voyage pittoresque dans les deux Amériques,* par Alc. D'ORBIGNY, p. 168.

[1] *Voyage de Marco Paolo.*

[2] Voici quelques faits ayant trait aux usages relatifs à la chevelure, et qui compléteront ce que nous avions à dire sur ce point de l'histoire calliplastique du visage.

Nous avons déjà parlé de la décoloration que les dames romaines faisaient subir à leurs cheveux. (Voy. *Valér. Maxim.* liv. II, 1, 5.) Diodore de Sicile (liv. V et XX) nous apprend que les anciens Gaulois se les rougissaient avec une pommade, et qu'avant de paraître dans les grandes cérémonies, ils saupoudraient leur chevelure et leur barbe avec de la poudre d'or.

Les Huns avaient adopté la coutume de lacérer la peau du visage de leurs enfants, afin que les cicatrices empêchassent la croissance de la barbe. (AMMIEN MARCELLIN, *Histoire ancienne des peuples de l'Europe,* t. VI.) Un certain nombre de peuples se sont contentés de s'épiler le visage; et il fut même un temps où nos belles Françaises avaient adopté la core été le siége de plusieurs autres pratiques non moins intéressantes pour nous.

Tout ce qui peut aider à l'embellissement du sein ne pouvait être négligé en Orient, où une femme ne peut espérer devenir quelque chose qu'à la condition d'offrir une perfection admirable de tous ses charmes. Aussi, les voyageurs nous ont-ils appris que, pour arrêter le trop grand développement de ces organes, les Géorgiennes et les bayadères de l'Inde les enfermaient dans des étuis de bois qu'ils ne pouvaient dépasser, et sur la forme desquels ils se moulaient exactement.

On s'est servi en différents pays, dans le but d'augmenter le volume des seins, d'un procédé mécanique sur lequel nous appelons spécialement en passant toute l'attention de nos lecteurs, à cause des déductions pratiques que nous pourrons en tirer. Il

mode de s'épiler les sourcils. C'est pourquoi Gabriel de Minut les blâme fort de ce qu'elles arrachaient « avec certaines petites pincettes le poil naturel du sourcy, pour à la place d'iceluy y dresser, par le moyen de quelque petit et délicat pinceau, deux petits croissants qui semblent proprement comme si s'estoyent deux petites lignes tirées de la circonférence de la coquille d'un peintre au propre centre de nature. » (*Discours divers sur la beauté,* ch. 21.)

consistait à appliquer sur les demi-globes du sein
trop peu développés, une sorte de ventouse qui les
embrassait jusqu'à leur base et les forçait à se gonfler
pour remplir le vide formé par l'appareil. Plusieurs
femmes célèbres passent pour s'être ainsi procuré
un attrait qui manquait à leur beauté [1].

Il est des négresses qui, croyant trouver un agré-
ment dans une gorge longue et pendante, se serrent
dès leur jeunesse les mamelles avec des cordes, et
parviennent ainsi quelquefois à se les allonger jusqu'aux genoux [2].

Le fait suivant témoigne d'une grande confiance dans
l'emploi des forces compressives. Les femmes, chez
les différentes nations asiatiques, ont le bassin naturellement fort large ; et l'on rapporte que les juifs et
les marchands, qui font le commerce des esclaves, ne
manquent jamais de leur comprimer les hanches,
afin de ramener cette partie à de plus belles proportions ; et aussi, dit-on, afin d'obtenir de cette ma-

[1] Ce procédé est consigné dans plusieurs traités de cosmétique. Madame de Pompadour, dit-on, en fit usage avec
succès.

[2] LADMIRAL, *De l'Afrique et du peuple africain*, in-8°.
Paris, 1789, p. 45.

nière un certain rétrécissement des organes sexuels [1].

Enfin, il n'est personne qui ne connaisse la coutume des femmes chinoises, et les manœuvres qu'elles emploient pour arrêter le développement de leurs pieds. On a retrouvé un usage à peu près semblable chez quelques peuplades de l'Amérique du Sud [2].

Ces exemples pourraient être multipliés à l'infini, car les mœurs de presque tous les peuples en admettent de semblables. Mais quel que soit l'intérêt qu'ils présentent, nous arrêterons ici nos investigations historiques ; les faits que nous venons d'exposer étant suffisants pour faire comprendre sur quels principes seront appuyés. les procédés calliplastiques employés jusqu'à ce jour. Toutes les pratiques que cet historique vient de dérouler sous nos yeux auront eu cela d'utile, que l'appréciation juste et mesurée que nous en pourrons faire va bientôt nous servir de point de départ pour marcher en avant dans les applications de notre art et nous frayer des voies nouvelles. Mais

[1] VIREY, *Histoire naturelle du genre humain.*
[2] ALCIDE D'ORBIGNY, *Voyage pittoresque dans les deux Amériques*, p. 168.

avant d'aborder la question pratique, l'intérêt même de ces principes qui devront alors nous guider, nous commande d'examiner brièvement si quelques professions ou quelques manœuvres involontaires n'auraient pas une influence directe sur les modifications de forme qui se produisent dans certaines régions du corps et au visage en particulier. Ces altérations sont d'ailleurs peu nombreuses.

Tout le monde sait que l'exercice accélère le développement musculaire de la partie fréquemment mise en action ; et l'on en donne ordinairement pour exemple les muscles vigoureux qu'on remarque aux jambes des danseurs, et la puissance des bras chez les boulangers, les tanneurs, les bateliers, etc. Les muscles du visage ne devaient pas faire exception à cette loi. En effet, Dupuytren a fait remarquer depuis longtemps que les joues des ouvriers occupés à souffler le verre conservaient un développement plus considérable à cause du volume et de la vigueur qu'avaient acquis ainsi les muscles buccinateurs. Les grands mangeurs, et tous ceux qui font un fréquent usage des muscles masticateurs ; présentent ordinairement une face élargie vers les tempes et les angles des mâ-

choires, ainsi que des muscles temporaux et masséters saillants et vigoureux.

De la même manière, observe-t-on, que si la puissance contractile vient à abandonner pour longtemps
une partie ou plutôt tout un côté du visage, comme
dans les paralysies faciales, le côté privé d'exercice
ne tardera pas à perdre de son volume ; et si cette
paralysie arrive accidentellement dans l'enfance au
milieu de la croissance de l'individu, au bout d'un
certain temps le côté valide, acquérant seul son entier développement, laissera le visage difforme par
défaut de symétrie.

On sait aussi que l'habitude de fumer rend la lèvre
inférieure plus épaisse et légèrement pendante.

En dernier lieu, la contraction habituelle et exagérée des muscles de la face, qui dans la vieillesse
finit par plisser la peau et creuser des rides, peut
quelquefois, chez des individus dont un organe pair
et symétrique ne fonctionne pas à l'égal de son pareil,
occasionner de ces rides d'un côté seulement du
visage. C'est ce qui arrive chez les horlogers, que
leur profession oblige à garder un œil demi-fermé,
tandis que l'autre est continuellement braqué sur une

loupe ; les paupières du premier, violemment con-
tractées, finissent par s'entourer de rides divergentes,
disposition que né présénte pas l'œil du côté opposé.
Les ouvriers exposés à une lumière très-vive par la
nature de leurs travaux nous offrent au contraire les
alentours des yeux symétriquement ridés. Cette circonstance est due à la contraction presque permanente de l'orbiculaire des paupières.

Arrivé au terme de cette exposition rapide d'un
ensemble de faits que nous aurions pu d'ailleurs apporter en plus grand nombre, nous avons hâte de les
interroger dans leur signification et de déduire immédiatement les conclusions qui en ressortent. C'est
pourquoi nous posons tout d'abord, et comme pour
marquer notre prise de possession, ce principe qui
certes sera maintenant pour tous d'une évidence irrécusable ; et nous disons : *Il est des causes, soit mécaniques, soit physiologiques, qui peuvent modifier à
tous les âges, mais surtout dans l'enfance, les conditions organiques de la forme dans une figure humaine.*
Les causes mécaniques, ainsi que le prouvent les
faits que nous avons rapportés, sont la compression,

l'extension et subsidiairement l'expansion. Les causes physiologiques comprennent l'activité musculaire ou son défaut d'exercice. Voilà clairement ce que nous mettent en droit de constater les pratiques de la calliplastie chez les différentes nations, et les usages professionnels ou les habitudes instinctives de quelques classes d'individus.

Il faut avouer que, jusqu'à présent, l'expérimentation de ce que nous avons appelé, par analogie seulement, procédés calliplastiques, n'a obtenu qu'assez rarement, dans des mains inhabiles et grossières, des résultats capables de satisfaire les moins exigeants d'entre nous. Le plus souvent même, leurs applications malheureuses et ridicules ne seraient tout au plus propres qu'à nous faire prendre en pitié toutes ces folies humaines, si elles ne devaient pas, en même temps, nous montrer, jusque dans leur brutalité, la puissance de ces mêmes moyens.

Mais il n'est pas vrai de dire que jusqu'ici l'art calliplastique n'ait abouti à rien ; car il est certaines branches des arts voisins du nôtre, fondées sur les mêmes principes, et que nous pourrions faire rentrer dans notre domaine, dont les applications ont été portées entre des mains intelligentes et expérimentées à un haut degré de perfection.

Nous ne parlerons que pour la mentionner de la curation du *strabisme*, démontrée possible dans ces dernières années, par la section des muscles de l'œil. Mais quoique la mission que nous nous sommes imposée nous porte plus spécialement à la recherche d'un ordre de faits ignoré jusqu'ici et à l'ébauche d'une science encore vierge, on nous permettra cependant d'insister quelquefois sur les admirables découvertes dont l'art du dentiste peut aujourd'hui s'enorgueillir à juste titre. C'est merveille, en effet, de voir avec quelle docilité des organes d'une consistance osseuse obéissent aux procédés mécaniques, et combien ils sont facilement détournés de leur direction par une force légère, mais continue. Sous cette influence même, la mâchoire supérieure, dans sa totalité, devient malléable et plastique, ses branches s'écartent, sa courbure est élargie, et la voûte palatine est entraînée dans ce mouvement. Tels sont les effets ostensibles obtenus jusqu'à ce jour par l'*ortho-pédie dentaire*, qui, dans les procédés qu'elle emploie, se borne à mettre en jeu des forces attractives ou répulsives, agissant, soit d'une manière continue, soit uniquement pendant le sommeil [1].

Cette branche importante de la science du dentiste est certainement, avec la *prothèse dentaire*, une des plus belles acquisitions que l'art d'embellir ait faites dans les temps modernes. Ainsi, quand nous voyons un art qui a dû paraître si difficile avant d'avoir reçu la consécration de l'expérience, arrivé en si peu de temps à de si beaux résultats, ne sommes-nous pas en droit d'espérer que la calliplastie du reste du visage pourra peut-être un jour prétendre aux mêmes succès ?

Les autoplastes se sont à peu près invariablement attachés à restaurer, par des parties nouvelles, des pertes de substance congénitales ou acquises. Ces spécialistes n'ont fait, jusqu'à ce jour, que de rares excursions sur le domaine de la calliplastie proprement dite, et c'est à peine si nous aurons à citer dans le

[1] Les moyens employés par les dentistes sont : 1° des ligatures qui attirent une dent plus faible vers une dent plus forte ; 2° le plan incliné proposé par M. Catalan ; 3° des ressorts répulseurs, tels que ceux dont se sert M. Lefoulon.

cours de nos études quelques faits qui devront mériter notre attention [1].

Mais c'est l'orthopédie qui, de toutes les spécialités
de la médecine, offre, avons-nous dit, la corrélation
la plus intime avec la calliplastie. Les moyens dont
elle dispose sont, en grande partie, ceux que nous
venons de voir employés dans l'exposé des usages
calliplastiques des diverses nations; c'est-à-dire la
compression, l'extension et l'exercice. Chacun sait
de quels admirables effets est parfois suivi l'emploi
des machines, des bandages ou des tuteurs, uni à un
exercice gymnastique fortifiant. Il serait bien surprenant que les orthopédistes aient pu, maintes fois, redresser des gibbosités énormes, et pétrir, en quelque
sorte à leur gré, le rachis et le tronc tout entier, et
que nous, qui, en appelant à notre aide des moyens
à peu près semblables, ne demanderons le plus souvent qu'une légère modification dans la structure du
visage, comme l'atrophie partielle et incomplète

---

[1] Il nous importe néanmoins d'établir dans cet historique
que Dieffenbach est parvenu à transplanter des poils et à les
enraciner, et que Dzondi a pu faire prendre racine à des cils
sur une paupière artificielle.

d'une forme exagérée ou l'épanouissement d'un trait trop peu saillant, nous ne puissions quelquefois parvenir à nos fins et faire pour la face beaucoup moins qu'on ne fait tous les jours pour les membres et le tronc. D'ailleurs l'orthopédie s'est aussi quelquefois préoccupée des difformités du visage. Nous avons déjà parlé à cet égard des travaux d'Andry, qui a réuni, dans son orthopédie, un ensemble de préceptes oubliés complétement de nos jours, et dont quelques-uns pourtant méritaient un meilleur sort. A mesure que les applications nouvelles de la calliplastie se produiront devant nous, nous ne manquerons pas de mettre en regard les observations et les conseils du créateur de l'orthopédie, de même que les tentatives faites après lui; et l'on verra alors que cet art, qui aujourd'hui peut paraître à bien des gens une étrange nouveauté, possède, à plusieurs titres, des antécédents qui déjà le recommandent puissamment.

L'étude de la cosmétique est regardée par nous comme le complément indispensable de la calliplastie, et fixera, en dernier lieu, toute notre attention; mais en attendant que nous disions ce qu'on fait et

9.

ce qu'on peut faire, cette analyse historique doit tenir compte de ce qui a été fait. Ce récit ne nous arrêtera d'ailleurs que fort peu.

L'histoire détaillée de ces tatouages et de ces colorations bizarres dont on a rencontré des exemples chez presque tous les peuples anciens et modernes, depuis les Pictes de l'Écosse jusqu'aux nouveaux Zélandais, serait sans aucun fruit pour les applications de l'art cosmétique. Ces pratiques, à les bien prendre, n'ont été, chez des nations barbares, que l'exagération de cet autre usage peu fréquent de nos jours, mais naguère encore fort répandu parmi nous, et qui consistait dans l'emploi des fards. Il fut un temps même, où, comme les peintures des sauvages, les fards, chez les nations civilisées, furent appliqués sur toutes les régions du corps. Les parties ordinairement tenues cachées aux regards du monde n'en ont pas toujours été préservées, et Minut nous assure que de son temps les dames de Venise se fardaient depuis la plante du pied jusqu'au sommet de la tête [1].

Outre les pommades, les essences, les eaux de

[1] Ouvrage cité, ch. 21.

beauté, etc., dont on fait encore aujourd'hui une si large consommation pour l'entretien de la fraîcheur des parties que l'usage autorise à exposer nues, comme le visage, les bras, les mains et les épaules, on s'est encore servi, dans ce but, de certains appareils beaucoup plus dignes d'attention ; nous voulons parler de ces emplâtres maintenus pendant la nuit et une partie de la journée sur les différents points de la surface cutanée. Le contact presque continuel des substances mucilagineuses qui entraient dans leur composition avec la peau, en rendait la carnation plus fine et le coloris plus délicat. Ces emplâtres, sous forme de gants ou de masques, étaient d'un usage presque général parmi les dames romaines ; et Ovide, qui nous donne la recette d'une de ces préparations, ne craint pas de dire qu'après son application le visage resplendira plus poli qu'un miroir [1]. Les mœurs romaines autorisaient les femmes à tenir ces masques appliqués, non-seulement pendant la nuit, mais encore dans l'intérieur de la maison. On cite, comme leur ayant dû la beauté de sa peau, la célèbre Poppée,

---

[1] *Quæcumque afficiet medicamine, vultum;*
*Fulgebit speculo levior ipsa suo.*

femme de Néron, qui, du reste, en aidait l'action par l'usage immodéré des bains de lait d'ânesse, pour lesquels elle entretenait, dit-on, cinq cents de ces animaux.

Importés en France par les Italiens, qui y vinrent à la suite de Catherine de Médicis, les masques emplastiques furent bientôt l'objet des attentions de la coquetterie. Henri III, qui fut certes le plus coquet de nos rois, adopta lui-même la coutume de laisser toute la nuit sur son visage une sorte d'emplâtre fait de blanc d'œuf et de fleur de farine; composition qu'il enlevait le matin avec de l'eau de cerfeuil.

Les dames de Copenhague, si renommées pour leur fraîcheur, avaient encore naguère un usage à peu près semblable.

Ce résumé historique ne saurait être complet s'il n'y était fait mention d'un art qui, par des moyens fort différents de ceux qui viennent d'être indiqués, s'est aussi occupé du perfectionnement physique et de l'embellissement de l'espèce humaine. La *callipédie*, très-anciennement connue, a trouvé son apologiste dans Claude Quillet, qui en fit le sujet d'un poëme didactique en vers latins. On trouve malheureusement dans ce livre tout autre chose que ce que son titre semble promettre. Voici en peu de mots les préceptes les moins déraisonnables que l'auteur donne pour arriver à procréer de beaux enfants.

Il ne doit pas y avoir, selon Quillet, de disproportion d'âge entre les époux, et, avant toute chose, la femme doit être nubile et l'homme avoir dépassé l'âge de la puberté. Les approches conjugales seront évitées par les époux à l'époque des règles. Pendant la grossesse, Quillet recommande aux mères de prendre un peu d'exercice et d'éviter la mélancolie [1]. Après sa naissance, l'enfant sera entouré de langes peu serrés, de peur qu'ils ne déforment ses membres. L'auteur engage aussi les médecins à prévenir chez le jeune enfant les dartres et les rousseurs qui pour-

[1] Mais cherchant le plaisir, ne repaissez vos yeux
Que de portraits charmants, que d'objets gracieux.
(*La Callipédie*, traduit en vers français par
LANCELIN DE LAVAL.)
Ces conseils sont longuement entremêlés de divagations astrologiques, ayant pour but de prouver l'influence des constellations sur les qualités bonnes ou mauvaises des enfants, et d'une théorie plus que ridicule sur la procréation des sexes à volonté.

raient se montrer sûr son visage. Enfin sa nourrice devra se recommander par une chasteté absolüe. Telles sont, en substance, les idées les plus saines que l'abbé Quillet ait émises dans son livre.

Presque tous les philosophes, tant anciens que modernes, qui ont écrit sur le perfectionnement physique de la race humaine, ont eu en vue surtout la possibilité d'y arriver par voie de génération, c'est-à-dire par des mariages assortis, et en indiquant les précautions à prendre dans l'union des sexes entre eux. En effet, c'est en accouplant des individus vigoureux et d'une nature supérieure qu'on parvient à perfectionner les espèces animales et à obtenir ainsi des races d'animaux douées de qualités physiques éminentes, qui se transmettent héréditairement chez leurs descendants. Ces principes, a-t-on dit, sont aussi rationnellement applicables à l'embellissement général de notre espèce; et l'on en a donné pour exemples les races turques et persanes, qui, recrutant leurs femmes parmi les plus belles de la Géorgie et des autres pays, sont devenues aujourd'hui les peuples les mieux faits et les plus beaux du monde [1].

[1] ROBERT jeune, de la Mégalanthropogénésie, t. I, p. 121.

C'est aussi de cette manière que paraissent l'avoir compris les législateurs qui ont voulu l'amélioration physique des races humaines et recherché la beauté pour les individus de leur nation. C'est donc, probablement, par des motifs fondés sur de pareils principes, que les lois lacédémoniennes permettaient aux maris de livrer leur femme à des étrangers de belle taille et de figure avantageuse. Le désir de former dans le monde une nation d'élite put, seul encore, pousser ces mêmes Lacédémoniens à sacrifier leurs enfants contrefaits : de même que les Thébains, dans un but analogue, avaient adopté l'usage barbare d'immoler leurs filles mal conformées. Ces atrocités, il faut le dire, n'ont point été un sanglant hommage rendu à la beauté, mais plutôt un sacrifice fait à la force physique. La beauté, que Delille fait naître du sourire des dieux, et dont le culte aimable eût suffi pour adoucir les mœurs de l'ancien monde païen, n'aurait pu conseiller de tels crimes. Mais combien était plus sensée et plus noble la conduite du grand Frédéric, qui, jaloux de peupler ses États d'hommes du plus beau sang et de perfectionner la beauté physique de ses sujets, fit en sorte d'attirer dans son royaume, par les distinctions dont il les comblait, tous les étrangers d'une taille avantageuse et d'une belle apparence!

A Sparte, d'ailleurs, les soins que prenaient les femmes pour avoir de beaux enfants ne se bornaient pas là; celles-ci passaient ordinairement leur grossesse au milieu des plaisirs, les yeux toujours reposés sur une foule d'objets agréables et entourées d'images qui ne leur représentaient que des traits nobles et beaux. Elles avaient ainsi l'espoir que leurs enfants garderaient sur leur physionomie l'empreinte de la gaieté et refléteraient la beauté des modèles offerts à tous moments aux regards de leur mère. Cette croyance, au reste, n'a pas cessé d'être populaire.

Telles sont, en grande partie, les idées générales qui ont de tout temps servi de base à la callipédie. Nous n'avons rien à ajouter au court exposé que nous venons d'en faire.

# CHAPITRE IV.

## NOTIONS GÉNÉRALES ÉLÉMENTAIRES.

—

Par des motifs que l'on comprendra aisément, nos premiers soins, en abordant le sujet délicat qui fait l'objet de ces études, ont été de nous enquérir des attributs de la beauté et d'en faire une brève, mais scrupuleuse analyse. Cependant cette beauté, que nous allons poursuivre et demander par tous les moyens capables de la produire sans dangers, n'est pas dans sa nature intime tellement accessible à nos procédés analytiques que le goût et le discernement de chacun puissent toujours reconnaître facilement dans une figure donnée les conditions qui pourraient

10

ajouter à ses charmes ou tout au moins en effacer quelques défauts.

Une aptitude de ce genre, ou, pour mieux dire, le sentiment même de la beauté, si variable chez le plus grand nombre, ne peut être acquis dans toute sa pureté et dans toute sa force que par des intelligences d'élite, placées elles-mêmes dans des conditions favorables à son entier développement. Heureusement pour notre art, les applications de la calliplastie, exigeant encore des connaissances spéciales que peut seule donner l'étude de la médecine, devront toujours rester aux mains du corps savant le plus éclairé et le plus digne de les diriger. Néanmoins, il nous a paru utile, pour les cas où l'œil n'aperçoit que difficilement les imperfections qui rendent un visage déplaisant et disgracieux, de chercher un moyen d'exploration qui pût aisément les signaler et en quelque sorte les montrer du doigt.

Mais, avant de passer à cette description, il importe singulièrement d'être bien pénétré des résultats que nous devons attendre pour le moment de la calliplastie. Une figure humaine étant donnée, notre tâche aura pour objet d'en diriger le développement et de corriger les défauts qui altèrent la beauté de ses formes. Cependant, il nous arrivera souvent de n'avoir que des difformités à amoindrir et des conformations vicieuses à régulariser. Dans l'état actuel des choses, au moins, nous ne devrons espérer, pour un grand nombre de cas, que de rendre moins laid ce qui est difforme, et d'embellir médiocrement ce qui est laid. Remarquons bien encore que les applications calliplastiques seront infinies et revêtiront nécessairement mille formes diverses. La vie d'un homme seul ne suffirait point à les étudier et à les décrire; et notre rôle ici devra donc se borner à venir poser des principes et apporter des méthodes.

Évidemment, l'expérience ne peut encore avoir doté un art qui vient de renaître de tous les raffinements que l'on doit espérer pour lui dans la suite. Dans cette occurrence, il nous arrivera sans doute d'aborder certains détails dont l'utilité n'est rien moins qu'urgente aujourd'hui, mais qui pourront profiter à l'art calliplastique dans un autre temps et servir à ses progrès ultérieurs. Les moyens que nous allons indiquer, pour permettre à tous de chercher, de tâter préalablement la configuration la plus avantageuse à

la perfection des formes, auront peut-être aux yeux
de certaines gens ce caractère d'anticipation ; car
le plus souvent, il faut le dire, les causes des difformités de la face sont tellement palpables qu'une pé-
nétration bien grande n'est pas absolument nécessaire pour les reconnaître immédiatement. Cependant
il s'en faut que la laideur ait dans tous les cas une
cause aussi facile à assigner ; l'observation et la pratique de l'art, même dans ses limites actuelles, four-
niront certainement quelques exemples de ces lai-
deurs d'une source insaisissable, mais dont la déter-
mination est pourtant indispensable pour quiconque
veut y remédier.

C'est surtout par des essais, dont le résultat sera de
changer de plusieurs façons la configuration des traits
et de varier à l'infini l'aspect du visage, que l'on
pourra arriver à décider, pour le cas présent, quelle
doit être la conformation la plus désirable. Ces
différents moyens, en ce qui touche au moins les parties mobiles et non résistantes de la face, sont ren-
fermés en grande partie dans ce que nous appellerons
le *modelage momentané* des traits.

Cette manœuvre expérimentale, destinée elle-même

à éclairer le jugement du médecin, aura d'autant plus d'avantage qu'elle lui permettra de laisser choisir au sujet de l'épreuve la disposition de forme la plus belle selon son goût, en même temps qu'il pourra s'aider des conseils des personnes d'un grand discernement. Et qui n'est assuré d'avance qu'une femme, soumise à cette expérience et douée du merveilleux instinct qu'on lui connaît, saura toujours mieux que le calliplaste le plus habile quels sont les défauts qui ternissent sa beauté, et quel est le trait malencontreux qui dépare les grâces de sa figure?

Voici donc, en résumé, les procédés qui, jusqu'alors, nous ont paru pouvoir être usités avec avantage; l'application en sera d'ailleurs toujours simple et facile, pourvu qu'elle s'adresse exclusivement aux irrégularités résultant de la direction vicieuse des traits qui donnent la forme aux parties mobiles du visage.

On pourrait imaginer une infinité de moyens propres à fixer momentanément, sur différents modèles, les parties molles de la face, que le moindre effort peut déplacer; mais, en général, on y arrive avec la plus grande facilité de la manière suivante. On taille, à cet effet, plusieurs mouches de taffetas rose trèsagglutinatif[1], à chacune d'elles doit être adapté un fil de soie blanche très-fin, ou mieux un fil de laiton d'une ténuité capillaire. Ces mouches, qui devront adhérer assez fortement à la peau, étant appliquées isolément sur un point, ou en nombre plus ou moins considérable sur plusieurs parties de la surface du visage à la fois, on tire modérément sur les fils dans une direction, puis dans une autre. La peau suit alors dans son mouvement la mouche de taffetas, et les parties voisines entraînées de ce côté ne tardent pas à accepter des formes qui changent radicalement la configuration normale du visage. Chacun a pu essayer quelquefois, en abaissant ou en relevant la pointe du nez au moyen d'un cheveu plié en deux, combien on peut ainsi altérer profondément l'expression générale et le caractère habituel de la physionomie.

Après quelques tâtonnements, après avoir varié de plusieurs manières, *mais toujours symétriquement et des deux côtés à la fois*, la position des mouches

---

[1] S'il était impossible de se procurer du taffetas suffisamment adhésif, on aurait recours au diachylum gommé.

sur les points les plus mobiles de la face, et en ayant soin, chaque fois, de tirer les fils en plusieurs sens, on arrivera par un petit nombre d'essais à trouver quelle disposition il conviendrait d'imprimer aux traits pour les rendre convenablement beaux, ou tout au moins pour leur faire acquérir la meilleure conformation possible. Cette question une fois éclaircie, *la forme que le modelage aura désignée comme la plus belle devra être, autant que possible, le point de mire de toutes les pratiques de la calliplastie.*

Principalement applicable aux difformités dues à une direction vicieuse des lignes que dessinent les contours de la bouche, des yeux et des joues, ce procédé, qui dans ces différents cas n'a besoin que de déplacer, soit à droite ou à gauche, soit en bas ou en haut, les parties mobiles du visage, peut encore servir à gonfler, à épanouir momentanément certains traits trop déprimés. Dans cette circonstance, il suffira, les mouches ayant été appliquées comme il a été dit, de tirer les fils perpendiculairement à la peau, et cette dernière soulevée par cette traction acquerra immédiatement l'épanouissement et l'exubérance qui lui manquait.

Dans ces essais de modelage, la dépression des parties molles trop proéminentes sera toujours obtenue plus difficilement ; surtout si l'on tient, comme précédemment, à ne pas laisser apercevoir les fils de l'expérience, et si l'on cherche à ce que pendant l'opération, aucun corps de trop grandes dimensions ne puisse venir se présenter au-devant du visage et en obscurcir l'expression. On conçoit qu'un réseau de petits ressorts ou de petites machines qui viendrait voiler la figure, rendrait les caractères des formes nouvelles et momentanément acquises presque insaisissables, puisqu'ils seraient observés à travers tous ces corps qui déroberaient en partie la figure aux regards : tout le profit de l'expérience en serait nécessairement perdu. Cependant, il est encore quelques moyens qui, sans laisser deviner les agents à leur usage, pourront être de quelque utilité.

Ainsi, la grosseur du lobe, ou autrement dit du bout du nez, résulte le plus ordinairement de l'évasement des cartilages et de l'ampleur des fossettes qui, semblables à deux petites poches, terminent intérieurement l'extrémité de cet organe.

L'aplatissement de ces fossettes suffit donc presque toujours pour amincir le lobe cartilagineux du nez. L'on arrive d'ailleurs avec la plus grande facilité à ce dernier résultat, en introduisant dans ces mêmes fossettes une petite quantité de matière emplastique qui permet d'en coller les parois externes contre le cartilage de la cloison et d'aplatir de cette façon l'extrémité du nez, dont la forme apparaît alors effilée et amincie latéralement.

La dilatation des fossettes terminales, c'est-à-dire l'épanouissement de la pomme du nez, peut de même être obtenue artificiellement par l'introduction, dans leur cavité, de petites boulettes de cire ou même de coton, qui les agrandissent et ont pour effet, en quelque sorte, d'épaissir la partie culminante de cet organe.

En admettant même que de pareilles expériences soient inutiles pour le calliplaste, qui saura toujours facilement reconnaître la cause de l'épaisseur ou de l'amincissement du nez, nous ne nous applaudirions pas moins d'en avoir fait mention ; car on ne saurait croire combien sont curieuses et instructives les transformations que font subir au visage tous les essais dont nous venons de faire la description. En effet, pour peu qu'on y apporte quelque habileté, on parvient non-seulement à défigurer un individu de plusieurs manières, mais encore à faire naître sur sa figure, et sans que sa volonté y ait aucune part, une foule d'expressions, parfois bizarres, mais souvent aussi naturelles que si elles étaient commandées par une émotion intérieure. Le peintre et le physionomiste trouveront certainement dans ces expériences un ample sujet d'observations et d'études.

Ajoutons encore que l'aplatissement des joues et le pincement des lèvres peuvent être opérés, pour un moment du moins, par le sujet, soit au moyen de la contraction musculaire, soit en maintenant ces organes en partie rentrés entre les dents.

Des essais analogues peuvent être tentés, pareillement, sur toutes les parties de la tête revêtues de poils, et servir pour leur part à grimer la figure avec plus de succès : sans préjudice des avantages que les modifications momentanées ainsi obtenues pourront rapporter à la calliplastie des régions velues de la face. En effet, si nous supposons qu'une femme ait des sourcils très-fournis, très-larges et plantés d'un poil rude ; disposition qui donne toujours à sa physionomie une expression de dureté sauvage ; de petites lamelles de baudruche collées sur les bords des sourcils permettront de les amincir pour le moment, d'examiner par différents essais quelle est la forme la plus belle, et, partant, de décider quels sont les points que l'on doit conseiller de soumettre à un procédé épilatoire. Il n'est pas besoin d'ajouter que les mêmes pratiques sont également applicables aux difformités par excès qui peuvent rendre désagréable ou irrégulière l'implantation des cheveux sur le front et les tempes.

Ces manœuvres, comme nous l'avons dit, pourront varier à l'infini, et nous ne doutons pas que l'application qui en sera faite ne puisse en suggérer beaucoup d'autres. Leur inutilité sera sans doute très-fréquente dans l'état actuel de notre art, qui, nous l'avouons, ne doit s'attaquer encore qu'à des imperfections limitées, où la difformité et ses causes organiques sautent véritablement aux yeux. Mais nous croyons que dans un certain nombre de cas difficiles et qui se rencontreront de plus en plus fréquemment à mesure que nos applications deviendront plus parfaites, ces essais de modelage momentané sont appelés à rendre des services réels à la calliplastie.

— Débarrassé de tous ces préliminaires, il va nous être enfin permis d'examiner les moyens que nous regardons comme capables de modifier différemment les formes actuelles d'un visage donné.

Les témoignages historiques nous ont déjà prouvé surabondamment qu'il est des forces, ou plutôt des causes mécaniques ou physiologiques dont l'action peut changer, chez tous, la configuration de la face. Ces forces, avons-nous dit, sont : la compression, la distension, l'expansion, l'activité et l'inertie musculaire. La suite de ces recherches nous en fera découvrir quelques autres; mais pour le moment nous nous bornerons à une courte appréciation de celles qui viennent d'être mentionnées.

La compression, considérée comme moyen calliplastique, peut agir ici de deux façons parfaitement distinctes : 1° en déplaçant la partie comprimée, qui obéit peu à peu à la force qui la repousse vers un autre point ; et les cas nombreux de déformation du crâne dont il a été question dans notre historique sont des exemples de ce mode d'action ; 2° en déterminant une atrophie partielle, par l'obstacle qu'elle apporte à la nutrition. L'orthopédie, comme on le sait, a obtenu des résultats merveilleux en mettant à profit la première de ces deux propriétés : quant à la seconde, la médecine et la chirurgie lui doivent journellement leurs plus belles cures de tumeurs de tout genre, et en général de toutes les affections qui ont leur source dans un vice de nutrition par excès. Les faits qui le prouvent sont nombreux, avérés et aujourd'hui hors de toute discussion. Mais ce qui ne l'est pas moins, c'est que, si une partie saine elle-même et jouissant de l'intégrité de ses fonctions vient à être comprimée par une cause quelconque, l'organe sur lequel s'exerce la compression s'étiole insensiblement, diminue de volume et s'atrophie bientôt plus ou moins complétement.

Un pareil résultat s'explique aisément lorsqu'on fait attention aux effets locaux et immédiats de la compression, qui exprimant tout d'abord le sang contenu dans les vaisseaux et empêchant ensuite l'afflux habituel et normal de ce liquide dans la partie comprimée, maintient les parois de ces vaisseaux aplaties et appliquées l'une contre l'autre. Le fluide nourricier, devenu de la sorte incapable de s'y frayer un passage, n'apporte plus à l'organe comprimé que des éléments insuffisants à sa nutrition ou à son développement naturel.

L'atrophie ne résulte pas seulement d'une compression exercée sur les vaisseaux capillaires, mais elle survient encore plus manifeste et plus considérable peut-être, quand la compression a lieu sur une artère principale, et particulièrement sur celle d'un membre. On ne tarde pas alors à voir dépérir cette partie tout entière ; son développement s'entrave si le sujet est encore jeune ; enfin le membre paraît se fondre, et perd constamment une portion considérable de son volume primitif. C'est ce qu'on observe surtout dans les cas de tumeurs anévrismales : si les collatérales ne se chargent pas de suppléer bientôt l'artère principale, la circulation empêchée ne tarde pas à déterminer l'atrophie de la partie desservie par cette artère.

Une circonstance, qui a vivement frappé les

médecins anatomo-pathologistes, est l'énorme dégât qu'une compression sans cesse agissante peut occasionner sur le système osseux. Il n'est personne qui n'ait été à même d'observer certains cas de perforation des os du crâne par une tumeur sous-jacente ; et, mieux encore, tout le monde connaît les faits qui attestent l'usure possible de la colonne vertébrale violemment comprimée et incessamment battue par les pulsations d'une tumeur anévrismale de l'aorte. On est pour ainsi dire stupéfait quand on réfléchit à la puissance d'action dévolue à une compression faible, mais permanente, et aux effets prodigieux dont elle devient la cause.

La distension ne peut avoir qu'une seule des propriétés que nous avons reconnu appartenir à la compression, car son action doit se borner à déplacer à la longue des parties qui finissent par garder la position qu'une force extérieure leur a fait prendre habituellement. Cette cause agissante est, comme nous l'avons dit ailleurs, un des moyens les plus ordinaires de l'orthopédie ; et ses applications répétées par tous les praticiens, d'après des procédés très-variables, n'ont pas peu contribué aussi aux progrès de la chirurgie moderne.

Enfin, la dernière des causes mécaniques que nous avons trouvées aptes à modifier les formes extérieures du corps humain, est l'expansion ; c'est-à-dire l'extension de toute une surface, ayant pour effet de la gonfler et de la faire épanouir. L'expansion, ou l'épanouissement artificiel, que nos recherches historiques nous ont montré appliqué depuis longtemps à l'embellissement ou mieux au développement des seins, n'est guère aujourd'hui employé en médecine que comme agent dérivatif. Il sert, dans ce cas, à attirer vers un point le sang congestionné vers un autre. C'est principalement au moyen de ventouses sèches, qui sollicitent la partie englobée à se gonfler dans le vide, que l'expansion se produit le plus facilement. De même que la compression détermine l'atrophie en aplatissant les vaisseaux et en chassant les fluides nutritifs qu'ils contiennent, sans leur permettre d'y pénétrer de nouveau ; de même l'expansion en gorgeant de sang, une des parties extérieures du corps et en y déterminant, pendant un temps plus ou moins long, un afflux de liquides plus considérable, amène un surcroît de nutrition et partant l'hypertrophie de l'organe.

Ces courtes réflexions suffiront déjà pour nous convaincre que nous avons bien et dûment à notre disposition trois puissances mécaniques, qui, en dernière analyse, peuvent produire sur les formes du visage : 1° un déplacement simple de la partie, sans augmentation ni diminution de volume; 2° l'atrophie de cette même partie; 3° enfin, son augmentation de volume ou hypertrophie.

Si, donc, la calliplastie peut appeler à son aide des forces qui ont ce résultat avéré, et, d'une part, l'historique de cet art aussi bien que les faits que la chirurgie, pour preuve plus grande, pourrait nous apporter par milliers, le démontrent jusqu'à satiété, elle doit dès ce moment prétendre à des succès de tous genres, puisqu'une forme du visage étant donnée, il va lui être permis d'en changer la disposition suivant le plan de la figure, de la faire épanouir ou de la déprimer.

En vérité, si les résultats qu'on est en droit d'attendre de ces forces mécaniques étaient d'une obtention facile, on comprendrait à peine que les exigences de l'art pussent demander davantage : car le sculpteur qui pétrit l'argile pour la façonner à notre image ne fait rien autre chose en modelant une tête ébauchée si ce n'est déplacer, épanouir, déprimer. Mais les moyens que nous possédons pour arriver à ces fins sont encore plus variés : nous avons déjà nommé l'inertie et l'activité musculaire, nous en citerons quelques autres non moins importants dans le cours de nos études pratiques.

Un muscle, un membre tout entier qui restent dans une inaction prolongée et complète, perdent bientôt de leur force et même de leur volume. Au contraire, un appareil musculaire fréquemment mis en action ne tarde pas à prendre plus de vigueur et à augmenter en épaisseur et en saillie. L'inaction est une cause si manifeste d'atrophie que nous dédaignons presque de fournir la preuve de ce que personne ne conteste : « N'est-il pas parfaitement reconnu, dit M. Bouillaud, que l'exercice des organes en général et du système musculaire en particulier fait affluer le sang dans leur tissu, et que le contraire doit avoir lieu quand ces organes restent dans l'inaction [1] ? » Car si la pathologie nous apprend que dans une hémiplégie, par exemple, le côté de la figure resté

[1] *Dict. de médec. et de chirurg. prat.*, art. *Atrophie.*

inactif perd à la longue une partie de son volume, la physiologie nous montre aussi certains muscles de la face qui, fortement exercés chez un individu, apparaissent alors saillants et vigoureux. C'est ce qu'on voit arriver assez souvent pour les masticateurs chez les hommes d'un robuste appétit.

Nous n'insisterons plus sur ce point que pour faire remarquer que ces deux causes physiologiques habilement dirigées peuvent encore devenir, entre des mains expérimentées et judicieuses, des agents propres à imprimer à différentes parties du visage des modifications en plus où en moins; c'est-à-dire à y provoquer une certaine exubérance de forme où une dépression plus où moins prononcée.

— Une question d'une assez grande importance, et qui se présente maintenant à notre examen, est celle-ci : A quelle époque de la vie serait-il convenable de mettre en œuvre les ressources de la calliplastie?

L'anatomie nous a appris que des changements organiques se produisent d'une manière non discontinue dans les formes extérieures du visage, et

que les traits ne cessent de se transformer depuis
l'extrême enfance jusqu'à la décrépitude. Il pourra
donc être utile à tous les âges de faire intervenir les
méthodes dynamiques usitées par la calliplastie pour
modifier des formes susceptibles de s'altérer à chaque
instant ; et l'art aura besoin de surveiller en tout
temps les traits du visage, car il aura à en régulariser le développement chez l'enfant et à en arrêter
la décadence chez le vieillard. Nos principaux moyens
étant aussi, en eux-mêmes, universellement applicables chez tous les individus, à quelque période de
la vie qu'ils soient parvenus, nous devons dire et
proclamer que leur emploi pourra être général, sans
distinction d'âge ni de sexe. Cependant, chacun est
déjà convaincu d'avance que l'enfance, à cause des
transformations fondamentales qu'elle fait subir au
visage, devra avoir plus de part à notre sollicitude et
faire surtout l'objet de nos applications. La mollesse
des fibres, la souplesse des chairs et la plasticité
même des parties osseuses rendront d'ailleurs à cet
âge les résultats plus faciles et plus féconds. Mais ce
qui doit mériter à l'enfance toutes les attentions de
notre art, c'est que les modifications organiques dont

la succession façonne à cette époque sur différents modèles toutes les formes du visage, préparent et amènent ainsi la beauté de l'âge adulte : âge de la beauté par excellence et le seul qui ait pour la désirer le plus puissant des motifs, c'est-à-dire le sentiment de l'amour.

Il viendra un jour, nous n'en doutons pas, où la calliplastie fera partie de l'éducation physique des enfants, et où toutes les mères intelligentes et dévouées, aidées des conseils d'un médecin éclairé, voudront veiller, elles-mêmes, au développement régulier des traits de leur enfant, afin de prévenir les altérations qui pourraient survenir dans la pureté de ses formes. Toutes tiendront certainement à ce que leurs filles ne perdent pas dans le monde les avantages dus à leurs talents par le désagrément d'un visage difforme; bien persuadées qu'il ne sera pas moins utile pour leurs enfants, aux yeux du monde, de paraître belles que d'être réputées vertueuses.

Avant d'entrer dans les détails des procédés calliplastiques destinés à amender avantageusement certaines formes vicieuses, nous éprouvons encore le besoin de répéter que nous ne pouvons avoir la

prétention d'énumérer et encore moins de guérir
toutes les difformités qui pourraient se présenter dans
la pratique. Nous prendrons comme type, pour
chaque organe et pour chaque partie de la face, les
défauts les plus saillants et les plus communs, afin
de pouvoir de cette manière formuler les procédés
que nous croyons applicables à différentes lésions
bien déterminées, et que l'application devra étendre
par analogie à toutes celles du même genre.

On ne sera pas étonné que, le plus souvent,
dans les limites bornées où il lui sera donné d'agir,
le calliplaste ait peu à s'occuper du beau idéal, puisqu'il n'a pas à façonner selon sa fantaisie une figure
dans toutes ses parties. Son rôle devra se borner
assez ordinairement à mettre un peu plus d'harmonie
dans les traits, à corriger quelques disproportions, et
enfin à régulariser un petit nombre de formes d'un
modèle disgracieux. Dans presque tous les cas, le
goût du médecin, dirigé par des essais de modelage
momentané, décidera sans peine de la marche à
suivre pour remédier aux différentes altérations de
la beauté, susceptibles d'être combattues par les procédés calliplastiques.

# CHAPITRE V.

## APPLICATIONS DYNAMIQUES.

Tous les développements et toutes les considérations qui font l'objet des chapitres précédents, quoique devant servir d'introduction indispensable à l'intelligence de ce qui va suivre, nous ont néanmoins déjà occupé assez longuement pour que nous soyons pressé d'arriver enfin au cœur du sujet. C'est pourquoi nous allons, sans autre préambule, prendre immédiatement à partie chaque organe du visage en particulier, et examiner quelles sont, parmi les difformités les plus ordinaires, celles auxquelles la calliplastie pourrait être de quelque secours.

Et d'abord, en ce qui concerne le système pileux

de la tête et de la face, nous revendiquons pour notre art le droit de se préoccuper de sa configuration et de ses formes, laissant à la cosmétique ce qui est relatif à la couleur.

On trouve dans tous les traités de cosmétique des recettes d'essences ou de pommades propres à faire croître les cheveux et à en arrêter la chute. Le célèbre Andry propose à cet effet des lotions de jus d'oignons ou de verjus [1]. La même propriété a été attribuée très-anciennement au suc de cresson [2]. Nous avons souvent, dans ce cas, retiré les meilleurs effets d'une pommade additionnée avec les teintures de quinquina et de baume de Tolu ; mais le rasoir est généralement alors le remède le plus employé, et, dit-on, le plus efficace.

[1] Andry se fonde sur ce que, au Danemark, les palefreniers font pousser de longues queues aux chevaux en les peignant avec des peignes trempés dans une décoction d'oignons, et en lavant la queue de ces animaux avec la même décoction.

[2] L'école de Salerne a dit :

*Illius succus, crines retinere fluentes*
*Illitus adseritur.*

Le cresson retient la perruque
Depuis le front jusqu'à la nuque.
Si vous en frottez les cheveux,
Ils en viendront plus forts et mieux.

Les hommes, mais surtout les femmes, d'un goût sévère, n'estimeront jamais qu'une chevelure bouclée qui ombrage de mille panaches ondoyants les régions supérieures de la face. « J'appelle chevelures nobles, dit Lavater, celles qui sont d'un jaune doré ou d'un blond tirant sur le brun, qui reluisent doucement et se roulent facilement et agréablement. » A ce titre, il n'est certainement pas de coiffeur un peu intelligent qui ne puisse en très-peu de temps nous procurer à tous une chevelure noble [1].

Enfin, la recommandation la plus importante à suivre pour la beauté de la coiffure est celle-ci : lorsque la ligne qui limite l'insertion des cheveux sur la tête est irrégulière et encadre mal la coupe supérieure du visage, on doit y remédier, et l'on y remédie facilement par l'épilation de la portion de cheveux qui s'avance ainsi sur le front.

Quand nous avons tracé l'histoire des manœuvres

[1] Il serait vivement à désirer que ces artistes étudiassent plus attentivement le genre de coiffure qui convient aux différents types de figures et aux nuances de cheveux les plus fréquentes, afin d'être à même d'éclairer ainsi le goût des personnes qui réclament habituellement leurs services.

exercées sur le crâne par un certain nombre de peuples grossiers et barbares, on a pu voir que ces pratiques atteignaient presque toujours des enfants en bas âge, chez qui elles apportaient des modifications énormes dans la configuration normale du crâne et principalement du front. L'expérience le prouve : une conformation vicieuse de la tête se présentant chez un enfant très-jeune, il deviendrait possible de ramener les parties à une meilleure disposition de formes. Ainsi la tête peut accuser une forme conique, comme on en rencontre de nombreux exemples. D'autres fois, elle se déprime largement par devant pour agrandir plus que de coutume la cavité crânienne vers les parties postérieures, de façon à faire refluer en arrière la masse cérébrale et à reculer en les écrasant les lobes antérieurs du cerveau. Assez souvent encore, on observe des crânes aplatis vers les tempes, disposition qui donne à la tête la forme d'un ovale allongé et par cela même fort étroit latéralement. Enfin, une foule d'autres anomalies de conformation peuvent également se présenter.

A n'en pas douter, il serait facile chez le jeune enfant, par des bandages disposés à cet effet, de rétablir les formes du crâne d'après un modèle dont la beauté n'eût pas à souffrir. Mais dans cette supposition, de pareilles manœuvres ne seraient-elles pas sans danger pour le développement ultérieur des facultés intellectuelles? Plusieurs médecins distingués, et entre autres Andry et M. Foville, se prononcent pour l'affirmative.

Ici pourtant se présente cette question : une conformation normale et régulière de la cavité crânienne, même acquise par un procédé quelconque, peut-elle entraver le développement du cerveau et nuire au libre exercice de ses fonctions? Cette proposition nous paraît être d'une solution assez délicate. En effet, si l'on veut admettre, avec les disciples de Gall, que, la boîte osseuse du crâne devant toujours se mouler exactement sur la masse cérébrale, la forme même de cette cavité ne peut être que le résultat de l'accroissement en tout sens de l'organe qu'elle contient, on devra craindre nécessairement des manœuvres qui pourraient apporter obstacle à ce développement naturel. Mais, d'un autre côté, il y a quelques raisons de penser qu'en rendant à la cavité d'un crâne déformé, soit par la gestation ou l'accouchement, ou bien de sa nature même aplati et déprimé par devant, comme nous venons de le dire, une forme *plus convenable à l'assiette du cerveau*, et qui, dans ce dernier cas principalement, agrandirait la partie antérieure de la boîte osseuse, élargirait et ferait proéminer le front; on pourrait peut-être ainsi favoriser une organisation meilleure et plus considérable des lobes antérieurs du cerveau, les seuls organes essentiels et actifs de l'intelligence et de la raison; s'il en était ainsi, l'homme y gagnerait tout à la fois au physique et au moral.

Il est d'ailleurs impossible de ne pas tenir compte de la résistance que les parois du crâne ossifiées d'après une forme vicieuse doivent opposer à l'accumulation organique de la substance molle du cerveau.

Camper a prouvé d'une manière irrécusable que le développement des facultés morales chez les animaux et chez les races humaines peut se mesurer par l'exubérance et le volume des parties antérieures de la tête. Est-il donc si déraisonnable de croire qu'en livrant une place plus large à l'accroissement libre et spontané des organes sécréteurs de la pensée chez un enfant idiot, et qu'en donnant peut-être au cerveau d'un crétin, nous ne disons pas le volume, mais la configuration du cerveau d'un Voltaire, son intelligence n'en fonctionnerait pas plus mal?

Telles sont les timides suppositions que pourrait faire hasarder l'examen de la question envisagée sous une de ses faces. Son importance sera comprise de tous les esprits sérieux, auxquels nous laissons le soin de la résoudre. Mais, jusqu'à ce que la lumière se soit faite, jusqu'à ce que le temps et l'expérience l'aient éclaircie, nous n'hésitons pas à poser en principe, avec Andry et M. Foville, qu'il faut se garder d'exercer des manœuvres sur le crâne [1].

En dépit des artistes grecs, qui ne figuraient dans leurs statues que des fronts courts et bas, nous aimons surtout un front large et élevé, parce que nous y trouvons le symbole et la preuve d'une haute raison et d'une rare intelligence. Les idiots, les sauvages, les paysans même ont généralement le front d'une hauteur médiocre, et les cheveux y croissent souvent à peu de distance des sourcils; tandis que les citadins, dont l'esprit a été cultivé depuis l'enfance, nous pré-

---

[1] Andry va plus loin; il recommande de peigner doucement les enfants, de peur de leur déformer la tête.

sentent presque toujours au contraire un front élevé et plein de noblesse.

Les principes sur lesquels repose la calliplastie vont ici nous suggérer un moyen propre à augmenter l'ampleur et la beauté du front.

Un pareil résultat, on le pense bien, ne pourra être jamais obtenu que d'une seule manière et par une méthode très-simple. Cette méthode (on l'a déjà devinée) réside uniquement dans la culture des facultés morales et dans l'activité imprimée d'assez bonne heure aux fonctions du cerveau. En d'autres termes, c'est à l'instruction qu'il appartient de découvrir le front de l'homme, et d'y faire rayonner l'intelligence qu'elle lui confère.

On le voit, ce moyen calliplastique si rationnel découle de source. Il aurait été surprenant, en effet, que l'exercice qui épaissit les muscles n'eût pas augmenté le volume des parties antérieures du cerveau, consacrées à la sécrétion et à l'élaboration de la pensée. Mais plusieurs faits, cités par des auteurs d'une véracité non suspecte, tendent à prouver que ce n'est pas seulement dans l'enfance que le travail intellectuel peut développer le cerveau et le crâne.

Spurzheim ayant eu à observer un homme qui, de trente-six à quarante ans, exerça beaucoup ses facultés, assure avoir constaté chez lui, après ces quatre années, une augmentation d'un pouce dans la mesure du contour de sa tête. Quoi qu'il en soit, nous recommandons ce procédé à tous les individus porteurs d'un front étroit et bas. Ils y gagneront probablement deux choses éminemment désirables : la beauté et l'intelligence.

Une difformité assez fréquente, mais que nous croyons au-dessus des ressources de l'art, consiste dans la dépression des bosses sourcilières provenant du défaut d'écartement des lames externes des sinus frontaux. Les fronts qui affectent cette forme gardent dans l'âge adulte la disposition qu'on observe chez les jeunes enfants.

Avant d'en finir avec le petit nombre d'imperfections du front que nous avons cru devoir mentionner, il nous reste à parler d'un moyen conseillé par le créateur de l'orthopédie pour effacer les rides du front chez les enfants. « Mettez-leur, dit-il, une bande qui y reste jour et nuit. Cette bande, si elle serre un peu le front, le rendra uni, pourvu que l'on

continue longtemps et qu'on ait soin d'entretenir l'enfant gai [1]. » L'on ne connaît pas de faits qui puissent
servir à contrôler cette opinion d'Andry, oubliée du
reste depuis longtemps ; et si le raisonnement tend à
la faire accepter comme vraisemblable et fondée, de
nouvelles expériences sont cependant nécessaires pour
constater l'utilité du procédé.

La cosmétique, la coquetterie du boudoir même,
ordinairement si raffinée, laisse aujourd'hui les sourcils presque sans apprêts et dans l'oubli le plus complet. Eh bien ! il faut le dire, il n'est certainement pas
un trait dans le visage qui, à l'égal des sourcils, imprime à la physionomie un cachet caractéristique.
« Après les yeux, dit Buffon, les parties qui servent
le plus à marquer la physionomie, sont les sourcils. »
On peut facilement s'en convaincre en les *modelant*
de différentes manières, comme nous l'avons dit, soit
en les effaçant en partie ou en totalité par l'application d'une bande de baudruche collée dessus, soit en
les prononçant davantage au moyen d'un morceau

[1] *De l'Orthopédie*, t. II, p. 35.

de liége carbonisé. Chaque tête à caractère a des sourcils qui lui sont propres et qui en accentuent, pour ainsi dire, l'expression. Chez une femme blonde, au teint délicat et aux traits mignons, les sourcils sont ordinairement minces et pâles ; des sourcils épais et rudes seraient alors hors de saison. Une femme brune, d'une figure sévère, a besoin au contraire de sourcils noirs, fournis et bien arqués. Nous n'hésiterions pas à lui conseiller de les teindre s'ils se trouvaient être blonds, et même de les raser pendant quelque temps si elle en était complétement dépourvue.

Mais on rencontre aussi quelques femmes brunes qui tombent dans un excès opposé, et dont les sourcils ont une épaisseur et une rudesse telle, que leur figure en accepte une expression de virilité et de dureté presque farouche. L'épilation d'une partie des sourcils est certainement, pour ces femmes, un moyen qu'elles ne sauraient négliger sans dommage pour leur beauté.

Car généralement, on aime plutôt à rencontrer chez une femme, à quelque type qu'elle appartienne, et à plus forte raison chez une jeune fille, des sourcils *délicats*, parfaitement arqués et formant au-dessus

des yeux deux traits minces, correctement dessinés.
Cette disposition, à laquelle les Chinois attachent le
plus grand prix, ne contribue pas médiocrement à
donner aux figures de leurs tableaux l'accent si touchant et si aimable qu'on leur connaît.

Au surplus, les apprêts nécessaires à l'embellissement des sourcils sont, comme on le voit, de ceux
que la calliplastie pourra dispenser avec le plus de
bonheur, lorsqu'on voudra se préoccuper davantage
de la beauté de ces deux arcs de poils, qui dans le
visage couronnent si heureusement des yeux bien
fendus et d'une expression infinie.

Chez l'homme, au contraire, des sourcils plus épais,
plus foncés et plus longs servent mieux à imprimer
sur sa figure une expression plus mâle ; aussi le
défaut de sourcils est pour lui une véritable infirmité.

Les considérations précédentes peuvent être ré-
sumées de cette manière : l'harmonie des traits exige
que les sourcils ne donnent pas au visage un caractère que démente l'expression de l'ensemble des
lignes qui le dessinent et lui prêtent la forme.

Il n'est jamais gracieux pour une femme de porter

des sourcils qui se rejoignent au-dessus du nez. Une distance assez considérable doit se trouver entre les deux têtes des sourcils. Cette séparation dégage agréablement la racine du nez, et annonce chez l'individu, dit Lavater, une conception aisée [1]. Ce point est encore un de ceux sur lesquels nous différons d'opinion avec les anciens. Les sourcils joints étaient pour les dames romaines un caractère de beauté. Leur goût à cet égard était tellement prononcé, qu'elles avaient recours à l'artifice pour se faire pousser des sourcils là où nous proposerions plutôt de les faire disparaître. Ovide en fait la remarque en ces termes :

Arte supercilii confinia nuda repletis.

Il sera toujours facile de remédier à la direction vicieuse des poils du sourcil. Le redressement de ces poils rebroussés se corrige par l'emploi d'un cosmétique épais qui les fixe dans une direction meilleure. Lorsque cette fâcheuse condition se présente chez un

---

[1] On remarque pourtant que quelques grands hommes, et Turenne entre autres, ont eu des sourcils joints.

enfant, Andry recommande « de se mettre à y passer sans cesse les doigts depuis le dessus du nez jusque vers les tempes, et de continuer ainsi tous les jours sans se lasser. »

A la chirurgie autoplastique revient le soin de s'occuper de la restauration des paupières absentes et des cils perdus. L'art chirurgical, proprement dit, vient aussi de s'emparer de la plus belle des découvertes qui jusqu'à ce jour aient intéressé la beauté des yeux ; nous voulons parler de l'opération du strabisme, au moyen de laquelle il est enfin permis de rendre aux yeux louches leurs fonctions plus faciles, et l'unité d'action qui leur manquait.

Nous pourrions à la rigueur revendiquer ces applications comme étant du domaine de notre art; mais, outre que les difformités de cette sorte constituent assez souvent de véritables maladies, nous avons surtout en vue, dans l'exploration actuelle de ce champ où les chirurgiens ont déjà si amplement moissonné, de ramasser seulement quelques faits oubliés.

Avant d'aborder la série des imperfections qui portent dommage à la régularité et à la majesté des

.yeux, nous éliminerons d'un seul trait celles qui ont rapport à la couleur et à la forme même du globe de l'œil, le mettant tout de suite au-dessus de toutes les investigations possibles; bien sûr d'ailleurs qu'aucun téméraire ne sera jamais tenté d'agir sur un organe que son importance et sa susceptibilité rendent en quelque sorte inviolable.

La situation du globe oculaire dans l'orbite peut influer directement sur la beauté. Ainsi son enfoncement excessif rend les yeux caves, disposition qui sied assez mal à la jeunesse. Quelquefois, au contraire, les yeux proéminent en dehors de la cavité orbitaire, et sont dits alors à fleur de tête. Cette conformation, généralement réputée la plus belle, est assez heureuse en effet lorsqu'elle est modérée, une saillie exagérée étant peut-être la difformité la plus hideuse de toutes celles qui peuvent advenir aux yeux.

Deux causes peuvent directement caver les yeux : 1° l'amplitude d'un vaste orbite, 2° l'absence ou la diminution du tissu cellulaire graisseux qui tapisse le fond et les parois de cette cavité. Ces deux causes agissent ou toutes les deux à la fois ou isolément.

On comprend que nous n'ayons rien à opposer à la

première; quant à seconde, nous devons présenter ici quelques éclaircissements.

La forme de la cavité orbitaire est à peu près celle d'un cône creux, dont la partie la plus évasée est occupée par le globe de l'œil, qui roule et se meut sur un coussin de graisse qui se prolonge lui-même jusque dans les profondeurs de l'orbite. Lorsque ce tissu graisseux est abondant, il force l'œil à se dé-placer et à se porter en avant, où la base du cône en s'élargissant lui permet encore de se loger : l'œil est alors saillant à l'extérieur. Mais si au contraire la graisse des parois et du fond de l'orbite vient à se fondre, le globe oculaire est entraîné en arrière par l'action des muscles droits et par la rétraction des parties fibreuses qui recouvrent le nerf optique : c'est pourquoi les yeux nous apparaissent alors profonds et excavés.

Or, il faut dire que nul organe plus que les yeux ne subit l'influence de l'embonpoint et de l'amaigris-sement. Aussi remarque-t-on que presque tous les individus maigres ont ordinairement les yeux en-foncés, tandis que ceux qui sont pourvus d'un em-bonpoint florissant nous montrent généralement des

yeux proéminents et bien posés ; à moins pourtant
que des joues bouffies et distendues, en les dépas-
sant de beaucoup, ne paraissent les excaver légèrement.

Les passions, les fatigues et les souffrances physiques marquent vite aux yeux leur empreinte, et
c'est là que se portent de préférence leurs premiers ravages. Telle est encore l'origine de cette coloration noirâtre des paupières qui détruit la fraîcheur
de ces voiles membraneux. En général, une ligne
bleue ou noire plus ou moins large, et qui se dessine
au-dessous des yeux en se fonçant davantage vers le
grand angle, est le premier symptôme de l'épuisement
moral ou physique de l'individu. Et c'est ici le lieu
de dire combien l'abus des plaisirs de l'amour vient
promptement dénoncer de cette manière les fatigues
qui en sont le résultat.

Signaler ces différentes altérations de la beauté des
yeux, c'est en quelque sorte faire leur hygiène et désigner leur traitement. Ainsi il n'est personne qui, bien
pénétré des considérations que nous venons de développer, ne soit induit à conseiller aux sujets dont les
yeux sont profondément creusés, de suivre un régime

substantiel et de chercher l'embonpoint; tandis que
les individus affectés d'une saillie trop considérable
du globe oculaire devront plutôt, dans l'intérêt de
leur beauté, souffrir quelques fatigues et éviter la
bonne chère [1]. De plus, les femmes dont l'excavation
des yeux et la teinte livide des paupières tiennent
aux circonstances que nous avons rapportées, devront cesser d'entretenir ces effets nuisibles à leur
fraîcheur, en détruisant la cause qui les produit.

De grands yeux sont peut-être le plus bel ornement d'un beau visage; cependant les anatomistes
savent bien que cette circonstance ne dépend en aucune façon des dimensions du globe de l'œil, peu variables chez les différents sujets, mais bien plutôt de
l'ouverture des paupières qui se trouve être plus ou
moins fendue.

Tout le monde aura remarqué, sans doute, que la
commissure interne de cette ouverture est à peu près
constante chez tous, quant à la position qu'elle occupe, et que la fente de ce côté se prolonge toujours
jusqu'aux parties osseuses du grand angle de l'œil.

[1] Voir plus loin les moyens conseillés contre l'amaigrissement et contre l'obésité.

Il en résulte que les différences observées dans l'étendue de cette fente ou, pour mieux dire, dans la grandeur même de l'œil, doivent dépendre uniquement de la situation affectée par la commissure externe des paupières, qui, les soudant dans une trop grande étendue, empêche l'ouverture de se prolonger assez loin de ce côté pour la plus grande beauté de l'organe. C'est en effet ce qui arrive ; aussi n'avons-nous pas tardé à nous apercevoir que chez les individus porteurs de grands yeux, la distance qui sépare la paroi externe de l'orbite de la commissure correspondante des paupières était plus courte que chez les individus qui avaient de petits yeux, ou du moins que chez ces derniers cet espace était toujours assez considérable. En un mot, nous fûmes bientôt convaincu que l'œil ne paraissait petit que parce que l'ouverture des paupières était trop peu fendue vers la commissure externe [1].

---

[1] Voici une autre preuve de ce même fait, très-facile à vérifier.

Dans les grands mouvements des yeux, à droite ou à gauche, l'un de ces deux organes découvre presque en entier sa partie externe, tandis que l'autre nous montre sa partie interne. Or, si nous supposons un de ces mouvements aussi pro-

Dans cette préoccupation, il nous est arrivé maintes fois sur le cadavre de fendre cette commissure avec des ciseaux dans le sens de l'ouverture des paupières, comme on le pratique dans certaines opérations d'ankylo-blépharon, quand ces voiles membraneux ont contracté des adhérences entre eux, à la suite d'une plaie accidentelle. Comme on le pense bien, la fente une fois prolongée, l'œil ouvert acquérait alors de plus belles dimensions ; mais une circonstance également digne d'être notée est celle-ci : les deux paupières, en se soudant naturellement à la partie externe, forment par leur réunion un cul-de-sac tapissé par un repli de la conjonctive; et cette disposition, qu'on ne retrouve pas à la partie interne, rend très-facile, dans tous les cas, l'opération précédemment men-

noncé que possible, l'observation attentive va nous conduire à faire les remarques suivantes : chez des individus porteurs de petits yeux, la surface du blanc de l'œil alors découverte est à peu près égale pour un œil ou pour l'autre : au contraire, chez les individus pourvus de très-grands yeux, l'œil qui laisse voir sa portion externe montre aussi la surface visible du blanc de l'œil plus considérable que la surface interne de son semblable, ou du moins la ligne tirée de la commissure externe de la paupière à l'iris chez le premier est toujours plus longue que la ligne tirée de la caroncule lacrymale à l'iris chez le second.

tionnée, et qui a pour effet de la détruire en partie. La profondeur de ce repli muqueux doit être certainement moins grande chez les individus aux yeux largement fendus; car il n'est pas rare de voir chez ces derniers la teinte rougeâtre de la conjonctive oculaire apparaître à la commissure externe, comme elle se montre à la commissure interne.

Quoique cette légère incision, qui, sous le nom d'opération de l'ankylo-blépharon, est pratiquée journellement par les chirurgiens dans le cas d'occlusion partielle de l'ouverture des paupières, soit on ne peut plus inoffensive, nous nous garderons bien de la conseiller, même d'une manière générale, dans toutes les circonstances où de trop petits yeux dépareraient le visage. Quelque légitime que soit le but qu'on se propose en demandant à l'art une conformation plus belle, notre avis est que l'on ne doit pas obtempérer aux désirs du sujet lorsqu'il s'agit d'une opération sanglante, fort légère assurément, mais qui n'est pas réclamée par un organe malade ou des fonctions lésées.

Pourtant il est des cas (et nous en avons observé beaucoup) où chez les enfants, et mieux encore chez les jeunes filles, cette étroitesse de l'ouverture des paupières se trouve tellement exagérée, que le visage en accepte un aspect tout à fait hideux. Nous croyons donc qu'à cause même de l'excès de cette difformité qui peut devenir, par exemple, fort nuisible au bien-être matériel et moral d'une jeune fille, il y aurait lieu d'examiner s'il ne conviendrait pas de la détruire. Au surplus, les médecins comprendront qu'ils ne sauraient s'y décider sans de puissants motifs; et si pour notre compte nous proscrivons cette opération dans sa généralité, c'est que nous redoutons par-dessus tout l'abus qu'on pourrait en faire; aussi la réservons-nous formellement pour les cas où chez de jeunes sujets la difformité résultant de la petitesse des yeux pourrait porter obstacle au bonheur de l'individu et nuire à sa condition sociale [1].

Nous sommes arrivés maintenant à l'organe fondamental de la face, à celui dont la forme déter-

[1] Cette petite opération devra se pratiquer comme l'opération de l'ankylo-blepharon. Nous rappelons ici qu'après l'incision Monteggia recommande d'interposer une feuille d'argent entre les lèvres de la plaie, afin de prévenir une nouvelle adhérence.

mine en quelque sorte celle des parties voisines.

Le nez a été l'objet de nos premiers essais calliplastiques, et voici à quelle occasion :

Depuis longtemps il nous avait semblé que les
vieillards habitués à faire usage de lunettes se fixant
sur le nez au moyen d'un ressort, et qui pour cette
raison sont appelés *pince-nez*, portaient presque tous
un nez effilé et aminci : conformation que nous attri-
buâmes bientôt à la compression exercée sur cet organe par l'emploi longtemps prolongé de ce genre
d'instrument.

. Nous ignorions à cette époque qu'Andry, pour remédier à la difformité à laquelle il donne le nom de
*nez chevalin,* et où les narines sont considérablement
évasées, avait déjà lui-même recommandé de faire
construire de petites lunettes sans verre, proportionnées au nez de l'enfant. « On les fera, dit-il, porter
tous les jours quelques heures, afin qu'elles ne pres-
sent pas trop le nez et qu'elles ne gênent point la res-
piration. Ce qui doit , d'après le même auteur, se
continuer des deux, des trois ans et même davantage,
en cas que le nez n'obéisse pas assez aisément [1]. »

[1] *De l'Orthopédie,* t. II p. 25. Il faut remarquer ici qu'Andry

Néanmoins, l'observation seule de ce fait nous fit penser que cette propriété de la compression pourrait être utilisée dans le cas où un développement et un épaississement excessif de cet organe viendrait enlaidir, par l'exagération de ses proportions, un visage défiguré ainsi dans une de ses parties les plus essentielles à la beauté. Après plusieurs tentatives dirigées dans le but de rechercher quel devrait être le meilleur procédé à suivre dans une pareille circonstance, nous nous arrêtâmes à celui-ci, que l'occasion ne tarda pas à nous mettre à même d'appliquer.

Une jeune fille de quinze à seize ans était devenue, nous dit-elle quand elle se présenta à nous, laide à faire peur depuis quelque temps, par l'exubérance toujours croissante des parties charnues et cartilagineuses de son nez; elle nous apprit que sa mère et ses sœurs avaient toutes de gros nez, mais qu'ils n'étaient pas à comparer avec l'énorme difformité qui était venue depuis une année environ augmenter le volume et la croissance de cet organe, autrefois chez

n'avait point en vue, par cette opération, d'amoindrir le volume du nez par la compression, mais de déplacer les narines en les forçant à se tenir moins ouvertes.

elle de dimensions ordinaires. Cette infirmité l'affligeait vivement, persuadée qu'elle était que ce défaut ridicule ferait de sa personne un objet de risée et nuirait à son établissement.

A notre examen, le nez nous parut boursouflé ; les narines étaient épaisses ; les follicules sébacés accusaient une sécrétion active, et leurs conduits excréteurs étaient largement ouverts ; le moindre froid colorait la peau du nez en rouge violet. Ayant fait part à cette jeune fille de nos idées et des résultats qu'on était en droit d'attendre de la compression dans ce cas, elle parut les comprendre et les accepter avec empressement, nous priant d'en faire immédiatement l'application sur elle.

La voyant déterminée à se soumettre à cet essai, nous commençâmes par établir une compression de chaque côté de la partie moyenne du nez et un peu au-dessous du point où les parties osseuses cessent pour donner naissance aux cartilages. Cette compression fut d'abord pratiquée au moyen de deux compresses graduées en toile fine, dont l'extrémité partant de chaque côté du dos du nez se dirigeait obliquement en bas pour se terminer un peu au-dessus du bord externe de l'aile de la narine. Nous fîmes en sorte, de cette façon, que l'artère dorsale du nez, dont les battements nous révélaient d'ailleurs la position, fut aussi exactement comprimée que possible par l'appareil que nous assujettîmes au moyen de petites bandes de sparadrap.

Les devoirs ordinaires de la vie et les habitudes sociales exigeant que la compression ainsi faite ne pût être continue, nous conseillâmes à cette jeune fille d'adopter la manière d'agir des individus que les dentistes soumettent à leurs applications mécaniques, c'est-à-dire de garder l'appareil seulement pendant la nuit et dans l'intérieur de la maison. Au reste, la vie sédentaire du sujet de l'expérience lui permit de laisser ce bandage en place pendant quelques jours.

Mais, d'une part, la difficulté d'établir ainsi une compression suffisante, et de l'autre l'inconvénient d'un appareil qui ne pouvait être appliqué convenablement par la malade elle-même, nous obligèrent à nous servir d'un autre moyen compressif, mieux approprié aux exigences de la pratique.

Dans ce but, nous fîmes construire un bandage composé d'une portion de cercle d'acier garni de cuir

et destiné à être fixé autour de la tête ; du milieu de
ce cercle d'acier partait une lame assez forte ayant
la direction du nez, et à l'extrémité de laquelle s'ar-
ticulaient de chaque côté deux ressorts d'acier fin qui
supportaient eux-mêmes une petite pelote ovalaire dirigée comme les compresses graduées qu'elle rempla-
çait. Le bord inférieur et externe de ces pelotes, plus
arrondi et plus mousse que le supérieur, nous permit
également de faire porter une compression plus énergique sur l'artère dorsale du nez, à l'endroit où elle
rampe sur l'apophyse montante de l'os maxillaire
avant de se ramifier dans les parties charnues.

L'application de ce bandage put être effectuée par
la malade elle-même, qui le portait toute la nuit et
une partie de la journée. Nous devons dire aussi que
dans les premiers jours la jeune fille accusa dans la
partie comprimée un sentiment de malaise local, de
chaleur et d'engourdissement assez pénible, comparable à celui que fait éprouver ordinairement un bandage herniaire un peu serré. Cependant, au bout de
quelques jours, la douleur devint supportable, et la
malade, dont le sommeil avait été troublé les premières nuits de l'application de l'appareil, put enfin

reposer tranquille, et n'en éprouva plus bientôt qu'une gêne modérée.

Après trois semaines de ce traitement, le nez nous parut évidemment diminué de volume, et la jeune fille, encouragée par ce résultat, demanda à persévérer plus que jamais dans cette médication. Enfin, au bout de trois mois pendant lesquels nous vîmes l'organe revenir graduellement à des dimensions de plus en plus normales, la jeune fille eut la satisfaction d'apercevoir une amélioration très-sensible dans les proportions de la partie soumise à la compression. Néanmoins l'application du bandage fut encore continuée pendant fort longtemps ; et aujourd'hui, nous pouvons affirmer que le nez, par suite du retrait que ses formes ont subi, ne présente plus qu'un volume ordinaire, et que le visage, sans être d'une beauté parfaite, est au moins assez agréable.

Une deuxième fois, un cas à peu près pareil, quoiqu'il nous offrît une difformité beaucoup moindre, fut par nos conseils soumis au même traitement. Le sujet de cette nouvelle expérience fut un jeune homme de dix-sept ans, qui commença par exercer une compression dirigée, comme nous l'avons dit, au moyen de tampons de coton et de bandes de diachylon. Il parvint bientôt à appliquer seul ce bandage avec assez d'adresse. Cependant il se vit forcé dans la suite de le transformer en un bandage mécanique qu'il construisit lui-même avec des petits ressorts d'acier, et qu'il assujettissait autour de la tête avec une bande à plusieurs chefs. Les rougeurs que laissait le jour sur son visage l'application des bandes de diachylon furent l'inconvénient qui le détermina à effectuer ce changement.

La diminution de volume du nez fut quelque temps à présenter des progrès sensibles; mais ayant obtenu du sujet qu'il laissât son bandage appliqué d'une manière continue pendant quelques jours, nous eûmes à constater bientôt une amélioration notable. Depuis ce moment, au reste, cette amélioration ne se démentit plus, même lorsque le bandage ne put fonctionner que la nuit.

Il nous semble, en effet, que dans les premiers temps au moins, l'action de la compression a besoin d'être continue. Les exigences de la vie sociale, qui ne permettent guère le libre emploi de notre médication pendant le jour, ne doivent être prises en considération que lorsqu'après plusieurs jours de traitement non interrompu on aura déjà obtenu une certaine diminution de volume; alors seulement il pourra être loisible de l'entretenir et de l'augmenter par une compression intermittente, et n'agissant que durant les instants consacrés soit au sommeil, soit aux relations domestiques [1].

Il doit être aussi bien entendu que l'action compressive du bandage devra être toujours modérée au début, et augmentée ensuite progressivement, lorsqu'on aura tâté préalablement la susceptibilité du sujet. Les substances appliquées immédiatement sur la peau seront ou des tissus fins, où des pelotes doublées d'une lame de caoutchouc ou d'agaric [1].

[1] La compression ayant surtout pour but de diminuer l'afflux des matériaux nutritifs, nous semble devoir porter de préférence sur l'artère principale de l'organe hypertrophié. Dans les cas qui seront de notre ressort, son action ne pouvant jamais être que locale, le sang arrêté dans les capillaires de l'organe comprimé en sera réduit à passer par les capillaires voisins, sans que la circulation en soit autrement troublée, et sans que pour cela ce fluide soit forcé de stagner au-dessus ou au-dessous du point comprimé.

[2] Nous avons peu insisté sur la description des bandages, bien persuadé que les circonstances et les nécessités de l'application les feront toujours varier de mille manières.

Tels sont les enseignements que nous a fournis notre pratique particulière pour le traitement de l'hyper-trophie naturelle du nez.

Peu d'auteurs se sont encore occupés de cette question. Andry, dans ce cas, se borne à prescrire chez les très-jeunes enfants des lotions de jus de pourpier et de laitue ; plus tard, seulement, ce médecin conseille d'essayer des lotions astringentes.

Quant à nous, nous croyons que c'est surtout pendant l'adolescence, c'est-à-dire au moment où les traits quittent l'enveloppe caractéristique du premier âge pour acquérir, par un développement plus parfait, la forme propre à l'âge adulte que les difformités apparaissent en plus grand nombre. Cependant nous ne doutons pas que nos procédés, appliqués seulement jusqu'alors pour diminuer un excès d'épaisseur des parties charnues, ne puissent, au sortir de l'enfance, s'opposer encore efficacement à l'allongement démesuré de cet organe, menaçant déjà à cette époque d'acquérir une longueur ridicule [1]. Le temps et l'ex-

[1] Plusieurs personnages distingués ont été toute leur vie les victimes de cette infirmité, à cause des plaisanteries incessantes dont elle devenait l'objet. Cyrano de Bergerac, qui

périence nous apprendront si nos prévisions étaient fondées.

Mais si le nez peut disgracier le plus beau visage par ses dimensions exorbitantes, l'exiguïté même de ses formes ne paraîtra guère moins préjudiciable à la beauté.

Aucune tentative dans le but de forcer le développement du nez n'a encore été faite par nous; mais s'il nous était permis de faire part ici de nos espérances, nous ne serions pas éloigné de croire qu'on parviendrait peut-être chez un adolescent à favoriser son accroissement, et à y ramener un surcroît de vie et de nutrition [1] par des frictions fréquemment répétées et faites avec des substances aromatiques [2]. Ce

entre tous les autres, possédait un nez d'une longueur immodérée, se vit enfin obligé de faire respecter son organe olfactif à la pointe de l'épée : il imposa même tout à fait silence aux mauvais plaisants par les rudes leçons qu'il leur donna dans plusieurs rencontres où quelques-uns d'entre eux furent blessés mortellement. On croira difficilement que ce nez-là ait coûté la vie à une demi-douzaine de braves gens.

[1] L'épanouissement artificiel que nous décrirons plus loin ne nous semble guère applicable à un organe anguleux comme le nez, qui est tout à fait sans embonpoint et presque en totalité composé d'os et de cartilages.

[2] Il ne serait pas impossible, non plus, que dans le cas

n'est au reste qu'une opinion anticipée que nous livrons à l'attention des praticiens jaloux de concourir au perfectionnement de l'art calliplastique.

Il n'est pas rare de rencontrer des individus porteurs d'un nez singulièrement aiguisé du bout et surtout beaucoup trop pincé latéralement. Nous avons mentionné un procédé dans nos essais de modelage pour faire disparaître momentanément ce défaut. Rien ne serait donc plus facile que de pallier en partie cette difformité en laissant, dans les fossettes terminant intérieurement les cavités nasales, un corps dilatant en permanence [1]; mais le désagrément et l'incommodité d'un semblable moyen nous font douter qu'il soit jamais réalisable, même chez les enfants, où son usage

d'hypertrophie d'un des organes de la face, des emplâtres fondants ne devinssent des auxiliaires utiles de la compression.

[1] Deux demi-sphères creuses, faites d'une lame d'argent très-mince, adaptées et maintenues dans chacune des fossettes terminales du nez, ont pu être ainsi gardées en public par une dame, à plusieurs reprises et pendant un certain temps. Néanmoins cet appareil, qui effaçait une des imperfections les plus considérables de son visage, ne put être qu'une ressource temporaire et insuffisante pour sa coquetterie.

longtemps continué amènerait probablement l'épanouissement du lobule du nez [1].

Nous n'avons jusqu'ici passé en revue que les principales difformités capables de troubler la beauté des proportions du nez; cependant celles qui ont leur source dans un défaut de régularité des lignes qui doivent dessiner correctement ses contours, ne sont pas moins nombreuses.

Plusieurs dénominations leur ont été affectées, selon la forme prédominante de l'organe dans chacune d'elles. C'est ainsi que certains nez accusent la forme de bec de perroquet ou de champignon. Les uns sont aplatis, les autres retroussés, cassés ou concaves. On distinguait anciennement, parmi ces derniers, le nez retroussé en *pied de marmite*. C'est contre cette forme ridicule qu'Andry conseillait : « de passer et de repasser, à toutes les heures du jour, un des doigts

---

[1] Un dernier conseil que nous nous croyons obligé de donner aux adultes du sexe masculin dont le nez aurait acquis des proportions excessives, est de porter la barbe longue ou tout au moins les moustaches. Les larges dimensions qu'acquièrent ainsi les parties inférieures de la face font paraître proportionnellement la proéminence nasale moins développée.

sur le dessus du nez de l'enfant depuis le haut jusqu'en bas, et d'appuyer un peu fortement sur le bout [1]. » Ce précepte mérite encore d'être rappelé à l'attention générale.

La difformité la plus commune de ce groupe est la déviation latérale du nez à droite ou à gauche ; celle-ci ne consiste guère le plus souvent que dans une légère déclinaison de la cloison du nez d'un côté ou de l'autre : disposition qui rétrécit d'autant la narine vers laquelle cette même cloison s'est portée ; mais, quelquefois aussi, le nez tout entier est entraîné dans cette fausse direction, et altère ainsi singulièrement la symétrie du visage.

Certains orthopédistes ont conseillé, contre cette difformité, l'emploi d'un bandage appelé *nez tortu*, qui avait pour effet de porter le nez du côté opposé à la déviation. Cependant d'autres chirurgiens, persuadés que l'habitude de se moucher toujours du même côté en était la cause la plus ordinaire, ont cru qu'il suffirait, pour obtenir le redressement de l'organe, de faire prendre au sujet l'habitude de se moucher de l'autre main. Il nous semble qu'un bandage

[1] L'*Orthopédie*, t. II. p. 78.

à déplacement continu ne serait guère indiqué que chez un enfant atteint d'une déviation excessive du nez. Pour les autres cas où la difformité est peu prononcée, il conviendrait plutôt de faire adopter aux enfants l'habitude, ou pour mieux dire le *tic*, de le pousser fréquemment du côté opposé.

C'est avec la plus grande facilité qu'on voit les enfants s'accoutumer à ces sortes d'actions, qu'ils répètent machinalement et à tous moments sans y être autrement excités. Il n'est pas douteux qu'un pareil moyen ne puisse suppléer, dans beaucoup de cas, l'action du bandage, dont l'usage doit être réservé pour les difformités extrêmes.

Parmi les directions vicieuses qui peuvent nuire à la beauté du nez, l'épatement est une des plus communes. Une remarque d'un certain intérêt pour la pratique est celle-ci : les nez de cette forme ne pèchent souvent par trop d'épaisseur que parce qu'ils sont fortement écrasés, et affectent une direction trop perpendiculaire. Il en résulte tout naturellement que, leur pointe étant relevée, le raccourcissement et l'excès d'épaisseur de l'organe se trouvent par cela même en partie corrigés.

Andry attribue l'épatement du nez de quelques enfants à la compression qu'y exercent les nourrices lorsqu'elles veulent les moucher trop brutalement. Quand cette disposition se révèle chez un enfant, cet auteur conseille de pincer fréquemment le nez, en rapprochant les narines en même temps qu'on élève sa pointe. La persévérance dans ces manœuvres est selon lui une condition obligée du succès.

La forme des narines elle-même n'est pas exempte de quelques imperfections. Ainsi leurs ailes sont quelquefois ou trop rabattues et comme racornies en dedans, ou bien retroussées et renversées en dehors d'une façon exagérée. Mais la difformité qui porte l'atteinte la plus grave à leur régularité est celle où les ailes du nez, au lieu d'être de niveau avec sa colonne médiane, se trouvent cintrées en forme d'arcade, et laissent apercevoir ainsi une portion plus ou moins grande de la cloison des fosses nasales.

Les différents cas dont il vient d'être question en dernier lieu n'ont encore été soumis qu'assez rarement à une méthode curative quelconque, et, bien que nous ne sachions pas d'une manière absolue s'il sera jamais permis aux procédés calliplastiques de

détruire ou d'améliorer quelques-unes des irrégularités de forme désignées précédemment, entre toutes
celles qu'on peut observer tous les jours, l'induction
cependant suffit pour nous faire espérer que l'atrophie et le déplacement de certaines parties, opérés
par une compression délicatement maniée, pourront,
chez les enfants surtout, arriver à corriger un grand
nombre de ces difformités.

Peut-être sera-t-on tenté d'adresser aux moyens
que nous proposons, comme capables de changer les
conformations vicieuses du nez, le reproche dêtre trop
gênants, et quelquefois même difficiles à supporter?
Mais il en est, hélas! de la beauté comme de la santé
et de tous les autres biens de ce monde, qui ne s'acquièrent jamais sans peine et sans effort. Nous ne
doutons pas d'ailleurs que l'excellence du but proposé n'encourage puissamment la patience de ceux
qui voudront l'atteindre ; et déja l'on peut affirmer
en toute sûreté qu'une femme, qu'une mère surtout,
à portée plus que personne d'apprécier l'importance
des agréments du visage, ne craindra pas de causer
quelques tourments à son enfant pour l'empêcher
d'être difforme ; bien persuadée que son intérêt le

commande , et que souvent son bonheur en dé-
pendra [1].

En terminant ce que nous avions à dire sur la calliplastie du nez, nous ne pouvons nous empêcher de
jeter un regard sur la restauration du nez par l'auto-
plastie, bien convaincu que l'immixtion de nos procédés à ceux ordinairement usités par cette branche de la chirurgie pourrait la servir utilement.
La rhinoplastie, en effet, ne fait guère que remplacer
une difformité par une autre, et l'on conviendra que
les nez qu'elle fabrique sont pour la plupart des
masses informes. Nous avons la conviction qu'après
la cicatrisation du lambeau destiné à remplacer le
nez, il deviendrait possible de façonner en quelque

[1] Nous avouons aussi que nous comptons bien un peu sur la
coquetterie ; et à ce propos nous nous rappelons une anecdote
rapportée par Brantôme, et qui prouve que la douleur n'est
pas en général un obstacle pour elle; la voici : « Une dame
s'était fracturé la jambe, qu'elle avez fort jolie et à la beauté
de laquelle elle tenait beaucoup. Sa guérison étant effectuée,
elle s'aperçut que la soudure des deux os s'était faite irrégu-
lièrement et qu'elle en garderait ce membre en partie contre-
fait. A cette idée, désolée d'avoir perdu un de ses charmes
les plus vantés, elle se fit immédiatement rompre de nouveau
la même jambe, afin qu'un traitement mieux entendu pût la
rétablir dans sa beauté primitive. »

sorte cette masse charnue, et de lui donner une forme qui approchât davantage de celle du nez.

Ce sont au surplus de simples considérations que nous livrons à l'appréciation des autoplastes.

# CHAPITRE VI.

## APPLICATIONS DYNAMIQUES (SUITE).

La cause et la nature des imperfections dont les joues peuvent être le siége auront besoin, assez souvent, d'être mises en lumière par quelques essais de modelage momentané, plus particulièrement applicable aux parties latérales et inférieures de la face.

La forme des joues dépend en grande partie de l'état général de l'individu. La maigreur excessive, par exemple, les creuse profondément, de même que l'obésité les boursoufle outre mesure [1].

---

[1] Voyez à la fin de ce chapitre les moyens que nous proposons contre l'amaigrissement et l'excès d'embonpoint.

Cependant d'autres circonstances toutes locales peuvent encore influer sur la forme des joues.

On ne sera pas surpris, sans doute, de nous entendre déclarer impuissants contre tous les vices de forme et de structure qui ont leur source dans la portion du squelette constituant la couche profonde de ces organes ; mais, d'autre part, l'état organique de la couche musculaire des joues, entièrement composée des muscles masticateurs, est une cause assez fréquente de leur aplatissement ou de leur exubérance, et mérite, par cela même, de faire l'objet de quelques réflexions.

En faisant la remarque que les souffleurs de verre et les joueurs d'instruments avaient des joues très-développées, nous n'avons pas manqué de rapporter cette augmentation de volume à l'excès de travail auquel se trouvent assujettis chez eux les muscles buccinateurs, qui sont les agents essentiels de l'action de souffler. La même chose a lieu chez les grands mangeurs ; mais alors, les muscles temporaux et masséters étant soumis à un exercice beaucoup plus considérable que les buccinateurs, ce sont surtout les parties postérieures des joues et les angles des mâ-

choires qui augmentent en saillie. Cet élargissement
a toujours quelque chose de grossièrement sensuel,
et donne au visage, quand il est très-prononcé, un
cachet de férocité brutale.

S'il est encore un fait d'observation journalière,
c'est que presque tous les gourmands ont une bouche
large et démesurément fendue. On est forcé de voir
dans cette circonstance un effet de ce défaut d'équilibre entre les muscles antagonistes sur lequel nous
avons insisté en traitant de la physiologie de la face.
Dans l'acte de la mastication fréquemment réitéré,
l'activité musculaire imprimée au buccinateur ne
tarde pas à augmenter sa puissance et son volume.
C'est ce qui n'a pas lieu pour son antagoniste le muscle orbiculaire des lèvres. Celui-ci, n'agissant alors
que modérément, se trouve bientôt vis-à-vis du premier dans un état d'infériorité tel, que sa force rétractile ne suffit plus pour clore normalement l'orifice buccal, et devient inhabile à retenir les commissures des lèvres qui sont attirées en dehors.

Il n'en est pas de même pour les souffleurs de
verre et les joueurs d'instruments, où ce fait ne saurait exister, car chez ces derniers les muscles orbi-

culaires ont pour le moins autant de travail à souffrir que les buccinateurs.

Nous n'avons pas besoin d'ajouter que le peu de développement des masséters et des temporaux devra avoir un effet diamétralement opposé. Les joues aplaties latéralement feront paraître alors la figure plus allongée.

Les considérations qui précèdent vont nous mener tout naturellement à conseiller l'exercice à tous ceux auxquels l'atrophie musculaire a creusé les joues. Ainsi rien ne serait mieux entendu, dans ce cas, que d'imposer aux sujets le jeu d'un instrument à vent, et d'ordonner aux enfants pourvus d'un visage trop aplati vers ses régions postérieures, de mâcher fortement leurs aliments [1]. Cependant, si ces différents moyens sont inoffensifs, on conçoit qu'ils ne peuvent avoir qu'une efficacité très-variable et dépendant en

---

[1] Le développement des parties osseuses suit toujours dans ses variations celui des puissances musculaires qui y prennent leur point d'attache ; de sorte que, l'exercice venant à donner, chez un enfant, plus de force au système musculaire, on devra espérer, par cela même, voir bientôt les angles du maxillaire inférieur acquérir plus de volume.

grande partie de la persévérance avec laquelle les enfants s'y soumettront.

Il est pourtant certaines dépressions nuisibles à la beauté, siégeant sur la surface des joues et qui trouvent leur cause ailleurs que dans l'amaigrissement, la chute des dents ou l'atrophie musculaire. Dans ces différents cas où aucun des moyens précédemment indiqués ne peut être vraisemblablement de nul secours, nous conseillons de recourir comme médication principale à l'*épanouissement forcé*, qui, faisant affluer et pompant en quelque sorte le sang dans les tissus, y avive la nutrition et appelle nécessairement un plus grand développement.

C'est ici le lieu d'indiquer quels devront être nos procédés d'expansion, et comment nous concevons l'application des forces expansives sur le visage.

Nous nous servons, à cet effet, de petites cloches de verre à bords mousses ou légèrement renversés en dehors, semblables à celles dont se servent les médecins dans l'application des ventouses sèches. Nos clochettes diffèrent néanmoins de celles-ci, en ce qu'elles doivent être de forme et de dimensions variables, afin de pouvoir s'adapter exactement à la configuration de la partie qu'on se propose d'épanouir. Cette modification leur permet de plus de n'exercer l'expansion que sur une portion de la figure bien déterminée, et dont la délimitation a été parfaitement établie à l'avance.

Les clochettes employées pour produire l'expansion devront donc se modifier à l'infini, et prendre toutes les formes possibles, puisqu'elles sont destinées à embrasser dans leur cavité, soit une large surface, soit seulement, au contraire, une ligne déliée, un trait du visage pur et simple. C'est ainsi que, selon le besoin, elles seront larges ou étroites, rondes, ovales ou allongées, droites ou courbes, etc.

Le vide pourra être fait par la combustion, dans la cloche même, d'une petite quantité de coton imbibé d'alcool. Cependant, si l'usage venait à répandre ces procédés d'expansion, nous ne doutons pas qu'on ne réussisse plus aisément au moyen de *ventouses à pompes* figurées comme il vient d'être dit. Assez pénible tout d'abord, l'application des ventouses sèches finit, comme on sait, par devenir bientôt très-supportable. Mais il importe aussi que l'attention soit bien fixée sur ce point, savoir : que l'expansion devra toujours être répétée exactement à la même place et exercée symétriquement des deux côtés. La seule exception qu'on puisse assigner à cette dernière règle doit être invoquée lorsque la difformité n'existe que d'un côté seulement. En effet, il n'est pas rare de voir un développement imparfait d'une des deux joues laisser certaines parties de sa surface moins épanouies que les points correspondants de l'autre joue.

La durée de l'expansion devra varier beaucoup suivant la susceptibilité du sujet. Néanmoins il sera toujours à désirer que les clochettes restent appliquées le plus de temps possible, et que leur application se renouvelle aussi fréquemment que les occupations du sujet et l'irritabilité de la peau le permettront.

Deux motifs importants doivent engager à modérer tout d'abord l'action expansive, et faire craindre de la porter tout d'un coup à son summum d'intensité : le premier est la sensation légèrement pénible, inséparable de cette application, et à laquelle il faut habituer le malade ; le second, au contraire, est tiré de l'énorme et brusque soulèvement de la peau, qui, ainsi distendue pendant un certain laps de temps, pourrait avoir à souffrir de quelques altérations dans son tissu.

L'action de l'expansion devra d'ailleurs être aidée, dans l'intervalle des applications, par des frictions faites sur l'endroit qu'on veut épanouir avec des substances aromatiques. Ces frictions devront se répéter fréquemment, et suivre journellement l'emploi des ventouses.

Tels sont, dans toute leur simplicité, les procédés que nous croyons les plus capables de produire, dans une partie donnée, une certaine augmentation de volume. Ils sont, comme nous l'avons dit, principalement applicables à cette large surface qui, dans le visage de l'homme, s'étend depuis les tempes jusqu'au menton, en bordant en avant les yeux, le nez et la bouche. Rarement les difformités des joues par dépression sont considérables. Nous les avons surtout observées : 1° en avant des masséters ; 2° dans le sillon qui sépare les lèvres du menton et des joues ; 3° au-dessous du rebord inférieur de l'orbite ; 4° enfin, vers la partie antérieure de l'oreille où l'arcade zygomatique trop saillante laisse au-dessous d'elle, même chez des individus chargés d'embonpoint, un enfoncement nuisible à la pureté de la coupe du visage. L'amaigrissement creuse ordinairement les joues sous les .pommettes, tandis que l'enfoncement des parties qui recouvrent les arcades alvéolaires a pour cause la plus fréquente la chute de plusieurs dents.

Quelques expériences entreprises par nous à titre d'essai tendraient à faire croire que, chez les adolescents, les résultats de l'expansion ne tardent pas à se manifester par une certaine exubérance de la partie épanouie ; mais qu'il faut encore en continuer assez longuement l'application, si l'on ne veut pas que la forme nouvellement obtenue ne retombe au bout d'un certain temps dans son état primitif : la persévérance dans cette médication est donc un élément nécessaire à une entière réussite. Il ne nous a pas été permis, nous l'avouons, de donner à ces expériences, peu nombreuses d'ailleurs, toute la suite et toute la régularité nécessaires pour en tirer une conclusion absolue sur la facilité avec laquelle on arrivera à produire un certain degré d'épanouissement, et sur le temps qui doit être assigné au traitement. Notre intention, du reste, en abordant ces études calliplastiques, a été plutôt de soulever des questions que de chercher à les résoudre [1]. Cependant, l'induction physiologique doit nous faire pressentir que les effets de l'expansion devront être plus rapides et plus certains peut-être que ceux obtenus par la compression. Effectivement, une force compressive quelconque, ayant pour objet d'amoindrir la partie sur laquelle on la fait agir, a toujours à lutter contre l'impulsion du cœur qui pousse le sang du centre à la circonférence ; la compression dès lors doit la contrarier, l'annihiler même, pour produire un bon résultat. L'expansion, au contraire, agit dans le même sens que la force centrifuge du cœur ; bien plus, elle la favorise, lui vient en aide, et surtout n'a pas à craindre cette réaction qui se produit invariablement dans un organe comprimé et y appelle le sang avec force quand la compression a cessé. L'avantage est donc tout entier du côté de

[1] Les difformités provenant d'une dépression organique de quelques points de la surface des joues, déjà assez rares chez l'adulte, ne se rencontrent presque jamais chez l'enfant, où elles ne commencent à se produire que vers l'âge de quatorze à dix-huit ans. Il est donc très-difficile, vu la rareté des cas, que la pratique d'un seul homme puisse réunir tous les faits nécessaires à une expérimentation complète.

l'expansion : c'est du moins ce qui semble résulter de nos propres expériences et de quelques faits d'expansion des lèvres dont nous parlerons prochainement.

Pour nous résumer, nous établirons quatre causes capables de déprimer les parties latérales de la face, et le mode de traitement devra ressortir nécessairement de chacune d'elles. A l'amaigrissement on devra opposer un bon régime ; la chute des dents sera réparée par la prothèse dentaire ; l'atrophie musculaire, par l'activité imprimée aux muscles masticateurs ; enfin les autres dépressions de nature organique, dépendant soit d'un défaut de développement de l'enveloppe cutanée, soit des autres causes que nous avons indiquées, trouveront un remède utile dans l'expansion artificielle [1].

Pour ce qui concerne les oreilles, nous nous bornerons, avec Andry, à recommander à tous ceux qui

[1] Nous n'avons à produire aucun fait personnel de compression appliquée au traitement des difformités des joues; il en serait probablement pour ces parties comme pour le reste. Mais certains faits pathologiques donneraient à penser que son action ne s'arrêterait pas aux parties molles, et qu'elle pourrait s'étendre aux cas où le volume des joues viendrait à dépendre d'une énorme ampliation du sinus maxillaire, dont

les auraient mal conformées, de se faire un devoir de
-les dissimuler au moyen de leur coiffure. Un autre
conseil que ce médecin donne encore aux parents, est
celui de ne jamais laisser tirer les oreilles de leurs
enfants, et de ne suspendre que fort tard des pen-
-dants et des anneaux aux oreilles des jeunes filles.

Quand on examine l'ensemble des conformations
défectueuses dont la bouche peut être le siége, on est
conduit immédiatement à les ranger en deux classes
parfaitement distinctes : la première comprend celles
qui sont le résultat des altérations naturelles ou acquises des parties dures des mâchoires ; la seconde
se compose des défauts qui n'intéressent exclusivement que les parties molles.

Les difformités de la première série sont en grand
nombre, et dépendent en général d'une direction vicieuse des dents, de leur chute prématurée, ou bien

la paroi externe n'est constituée d'ailleurs que par une lame
assez mince. MM. Fournier et Bégin *Dict. des sciences méd.*
art. *Orthopédie*) ont rapporté un fait où un gonflement de
la joue dû à l'agrandissement de cette cavité et consécutif à
une collection mucoso-purulente qui l'avait distendue, fut
ramené à son volume ordinaire par un bandage compressif.

encore de certaines déformations des os maxillaires eux-mêmes. La plupart d'entre elles trouvent aujourd'hui, dans quelques-unes des applications qui relèvent de l'art du dentiste, un traitement régulier et presque toujours suivi de succès. Nous croyons, en conséquence, devoir insister sur une partie de ces faits encore nouveaux, pour montrer jusqu'à quel degré de perfection des novateurs hardis ont porté, dans ces dernières années, la calliplastie dentaire, et à quels résultats presque inattendus ils sont parvenus, par des efforts constamment heureux et assurément bien dignes d'encourager les nôtres.

Non-seulement des déviations considérables dans la direction des dents ont pu céder à l'emploi de moyens mécaniques, comme les ligatures, les res sorts répulseurs, les plans inclinés, etc., mais on a vu même de fréquentes tractions, exécutées avec les doigts de chaque côté des arcades dentaires, produire un effet analogue.

C'était peu, néanmoins, pour ces habiles praticiens d'aligner les dents rebelles. S'il faut en croire des observations récentes, la voûte palatine elle-même et l'os maxillaire tout entier obéiraient sans grand effort à l'action d'une extension mécanique permanente. Nous devons quelques-unes de ces curieuses expériences à M. Lefoulon. Avec le secours de ses ressorts répulseurs, cet habile dentiste est parvenu, dans certains cas où une courbure exagérée du maxillaire supérieur faisait proéminer la mâchoire en dehors, à vaincre entièrement la difformité. C'est ainsi que M. Lefoulon a pu élargir l'arcade alvéolaire tout entière, écarter ses deux branches, et enfin faire renrer ainsi la saillie désagréable qui déformait la bouche : chose, dit-il, que je n'ai pas vue la première fois sans surprise [1].

La chute des dents, aussi bien que toutes les dégradations physiques qui en sont la suite, trouvent dans la prothèse dentaire un remède d'un puissant secours. Dans notre aperçu sur l'anatomie de la face, nous avons fait un tableau succinct des altérations que la

---

[1] « Quand il se présente, dit M. Lefoulon, des personnes atteintes de proéminence de l'arcade dentaire par suite d'un rapprochement anormal de ses extrémités latérales, nous avons triomphé de cette difformité avec le plus grand succès au moyen d'un ressort qui exerce une action excentrique de chaque côté. » (*Nouveau Traité de l'art du dentiste*, in-8°, p. 79.)

perte de toutes les dents laisse sur le visage. Leur chute partielle donne lieu également à quelques variations dans les formes extérieures qu'il est utile de connaître. Nous en empruntons la description à l'excellent ouvrage de M. Lefoulon.

« Lorsque les incisives supérieures seules viennent à manquer, l'ouverture labiale remonte dans le milieu et prend une direction oblique, la lèvre inférieure saillit, les cartilages du nez se rapprochent et le lobule du même organe tombe plus bas que les ailes : ce qui veut dire vulgairement que le nez et le menton se marient ensemble. »

« Quant à l'influence de la perte de toutes les dents inférieures sur la physionomie, la voici : la chute des huit ou dix dents inférieures diacrâniennes renfonce seulement la lèvre inférieure et appointit le menton. Cette perte, jointe à une semblable faite à la mâchoire crânienne, donne une forme carrée à la partie moyenne de la face et lui imprime un air chagrin.

« La perte des dents molaires, seulement, aplatit les joues, fait paraître la figure plus longue, allonge le menton en saillie et la bouche en museau ; les joues deviennent flasques et pendantes, l'ouverture labiale s'étend davantage [1]. »

Dans toutes ces circonstances, les pièces artificielles rendent des services incontestables. Ainsi, en tenant les mâchoires écartées, elles empêchent la partie inférieure de la face de diminuer de hauteur. D'une autre part elles soutiennent les parties molles, s'opposent efficacement à l'enfoncement des lèvres et des joues, et enfin remédient avec tant de bonheur à la plupart des transformations hideuses dont il vient d'être question, qu'on ne peut se lasser en vérité de remercier l'art du dentiste d'avoir si bien appris à les réparer.

En éliminant de notre sujet certains vices de conformation des parties molles de la bouche, comme le bec-de-lièvre, la coarctation des lèvres, etc., qui sont entièrement du ressort de la chirurgie, nous trouvons que ceux qui tombent naturellement dans notre domaine tiennent, soit à des proportions anormales de ces organes, soit à la direction fâcheuse des contours de la bouche, dont l'arrangement malencontreux

[1] Ouvrage cité p. 331 et 333.

disgracie ce que le visage a de plus séduisant et de plus aimable. « Rien, dit Lavater, ne répugne plus à un être bien organisé qu'une bouche de travers. »

L'excès ou la diminution de volume d'une des lèvres ou de toutes les deux à la fois, constituent à peu près toutes les difformités de la première catégorie. La seconde comprend : 1° les déviations partielles ou totales de la bouche ; 2° son élargissement considérable par suite de l'écartement des commissures portées en dehors ; 3° l'inclinaison en haut et en bas de ces mêmes commissures ; 4° la longueur des lèvres ou leur raccourcissement ; 5° le renversement de ces organes en dehors, comme dans l'ectropion des paupières, et enfin 6° la mollesse de leurs fibres, qui les laissent lâches et pendantes.

Le volume excessif des lèvres a été traité par nous au moyen d'une compression prolongée, avec un succès qui a dépassé toutes nos espérances. Ce développement anormal existait particulièrement à la lèvre inférieure d'une petite fille de treize ans, d'une complexion lymphatique, et chez qui cette lèvre débordait la supérieure. Les parents de cet enfant nous ayant prié d'essayer sur elle nos moyens compressifs, nous fîmes construire dans ce but un bandage composé d'une série de ressorts courbés en manière de crochet, et reliés entre eux par des attaches métalliques; l'appareil tout entier fut garni d'une lanière de cuir et recouvert d'une toile fine. Les deux extrémités libres de la courbure du bandage, qui pressaient l'une contre l'autre en se rejoignant, avaient besoin d'être écartées pour l'introduction de la lèvre dans la concavité de cette courbure, et celle-ci se trouvait de la sorte comprimée entre les branches du bandage. Ce bandage fut d'ailleurs supporté assez facilement par le sujet; car, sauf un engourdissement désagréable dans les premiers jours, et de très-légères excoriations qui survinrent à la face interne de la lèvre, l'enfant n'en éprouva pas de gêne sensible. Il fut possible chez cette petite fille d'établir une compression permanente pendant un mois entier. Au bout de ce temps, quelques excoriations étant survenues, comme nous venons de le dire, nous engageâmes la malade à ne plus porter le bandage que d'une manière discontinue.

Lorsque pour la première fois nous eûmes levé l'appareil, après quelques jours de traitement, nous

trouvâmes déjà le dégorgement devenu manifeste.
La jeune fille porta ce bandage d'une manière assez
irrégulière pendant six mois environ. Cependant,
malgré ce défaut de régularité dans l'application,
nous eûmes la satisfaction, après ce temps écoulé, de
voir la lèvre hypertrophiée tout à fait revenue sur
elle-même ; et aujourd'hui nous comptons certainement ce résultat comme le plus parfait que nous ayons
obtenu jusqu'à ce jour [1].

Entre toutes les causes qui peuvent amener l'hypertrophie des lèvres, il en est une dont la connais-
sance est pour nous d'un immense intérêt. Cette
cause, que pas un médecin peut-être n'a encore
soupçonnée, est pourtant d'observation assez fami-
lière pour que des parents eux-mêmes nous l'aient
fait quelquefois remarquer. Elle consiste dans l'habitude que prennent les très-jeunes enfants, et même
ceux qui sont plus âgés, de sucer à tout instant l'une
ou l'autre des deux lèvres. Nous connaissons pour

[1] Andry ne craint pas de prescrire les purgatifs répétés
pour dissoudre les grosses lèvres. il va même jusqu'à conseiller de mâcher souvent du mastic, et d'appliquer des vési-
catoires derrière les oreilles.

notre part deux ou trois individus affectés de lèvres
volumineuses, qui nous ont assuré, avec le témoi-
gnage de leurs parents, ne devoir leur difformité
qu'à cette seule cause. C'est qu'en effet la succion
dans ce cas fait l'office d'une véritable ventouse expansive, dont l'action provoque énergiquement l'é-
panouissement de l'organe sur lequel elle s'exerce.
L'expansion, il faut le dire, est ici dans les conditions
les plus favorables pour produire une augmentation
de volume ; car la lèvre étant composée en grande
partie d'un tissu spongieux, humide et dilatable,
trouve également, lorsqu'elle est introduite dans la
bouche, une force de succion capable d'une expansion puissante. Les conséquences que nous venons de
signaler n'ont donc rien en elles-mêmes que la raison
ne puisse admettre rigoureusement. Mais là ne s'ar-
rêtent pas encore les déductions qu'on doit en tirer.
Car si nous passons maintenant aux difformités des
lèvres par diminution de volume, nous sommes tout
à fait autorisés à croire que dans les cas où ces voiles
membraneux se montreront raccourcis outre mesure,
ou atteints d'un amincissement excessif, il devra
suffire d'imposer aux enfants l'obligation d'introduire

fréquemment leurs lèvres dans la bouche, et de les enfler en opérant le vide comme dans l'action de sucer. Les faits déjà connus doivent certainement faire attendre avec confiance le résultat de cette pratique.

Les irrégularités de forme particulières aux lèvres n'ont encore fait l'objet d'aucune recherche. On pourra essayer, principalement chez les enfants, de les soumettre à la méthode de déplacement par des bandages appropriés; mais nous n'osons pas affirmer qu'elles ne résisteront point à ces moyens.

La forme du menton est entièrement déterminée par celle de l'os maxillaire inférieur, recouvert seulement d'une couche légère de téguments, et, pour cette raison, peu susceptible de se prêter aux manœuvres de la calliplastie. Toutefois, les succès obtenus par l'orthopédie dentaire dans les difformités du système osseux des mâchoires font entrevoir la possibilité d'agir par l'intérieur de la bouche sur les mauvaises conformations du menton. Ce n'est au surplus qu'une présomption, fondée, quant à l'os

maxillaire inférieur, sur des faits analogues ayant eu
déjà pour siége l'os maxillaire supérieur [1].

Une question d'un certain intérêt, et dont l'énoncé
doit suivre immédiatement l'examen des applications de la calliplastie, est celle-ci : Il résulte, avons-
nous dit, des observations de Lavater, que la forme
du front détermine ordinairement celle du nez. On
ne peut douter en effet que la conformation et la
structure d'un des organes de la face ne réagisse sur
la configuration des organes voisins. Nous-même
avons remarqué maintes fois que la forme des mâchoires influe considérablement sur celle de la partie
inférieure du nez. C'est ainsi que nous avons toujours
vu la courbure exagérée de la mâchoire supérieure,
qui rapproche ses branches en même temps qu'elle
fait proéminer cette mâchoire en avant, avoir constamment pour effet de pincer le nez latéralement, de
resserrer les narines ; en un mot, de diminuer l'es-

---

[1] Les difformités du menton chez l'homme peuvent être
souvent dissimulées par une barbe longue. Les individus
surtout qui sont affectés d'un menton rentrant outre mesure,
devront toujours la laisser croître.

pace compris entre les deux ailes du nez. Cette disposition, facile à expliquer du reste, se traduit sur le squelette par la diminution en largeur de l'ouverture antérieure des fosses nasales.

D'une autre part, les principaux types de figures se reproduisant avec de légères variations chez tous les individus appartenant à l'une des grandes races humaines, prouvent jusqu'à l'évidence qu'il s'établit entre tous les traits une sorte de solidarité suffisante pour faire juger à l'inspection de quelques-uns d'entre eux de la configuration de tous les autres.

Tout porte à croire, par conséquent, que les changements opérés par la calliplastie dans une partie du visage auront du retentissement dans les organes voisins. Mais si cette probabilité se réalise, l'expérience seule pourra nous apprendre, une partie de la face subissant une transformation donnée, ce qu'un tel changement doit faire craindre ou espérer pour la beauté des organes voisins.

Outre les difformités locales qui peuvent siéger sur chacun des organes de la face, il est encore certaines causes générales qui, en dehors même des maladies de l'organisme, sont susceptibles d'altérer dans leur ensemble les formes du visage. Ces causes sont, en première ligne, l'extrême maigreur et une obésité excessive.

La charpente du visage eût-elle la conformation la plus régulière et la mieux proportionnée, que l'amaigrissement, en faisant fondre le tissu cellulaire qui arrondit les contours et assouplit la peau, n'en imprimerait par moins sur le visage son aspect hideux et ses formes qui rappellent le cadavre.

Mais si la maigreur creuse les joues, cave les yeux et fait saillir à travers les tissus superficiels la cage osseuse de la face, l'obésité, de son côté, en boursouflant les joues, ôte aux traits toute leur délicatesse, et les rend invariablement plus grossiers et moins expressifs.

Quand la maigreur tient à une cause morbide, la guérison de la maladie ramène presque toujours l'embonpoint et la beauté. Mais nous ne devons nous occuper ici que de la maigreur dépendant d'un état constitutionnel, et nos conseils s'adressent exclusivement à cette classe d'individus qui, jouissant de la meilleure santé du monde, restent pourtant toute leur vic hâves et et décharnés.

Voici en peu de mots le régime recommandé par les nombreux auteurs qui se sont occupés d'hygiène ou de cosmétique :

Un exercice très-modéré et beaucoup de sommeil doivent être d'abord les deux conditions essentielles du genre de vie de tous ceux qui se vouent à la recherche d'un embonpoint qui leur manque. L'usage journalier de bains prolongés et pris dans une eau tiède est général chez toutes les femmes de l'Orient, où l'on sait qu'un énorme développement graisseux est regardé surtout comme un caractère de beauté. Les femmes turques sont encore dans l'habitude de se faire servir dans le bain des potages et des consommés, et de le faire suivre de l'administration de plusieurs lavements de graisse ou d'eau de gruau. La nourriture devra surtout consister en potages féculents, et dans l'usage de viandes blanches et de boissons faites avec une forte décoction de gruau d'avoine.

Toute activité d'esprit sera particulièrement écartée ; le sujet devra bannir encore l'ennui, l'inquiétude, et en général toutes les passions tristes ; l'abus des plaisirs vénériens sera aussi par-dessus tout à redouter.

Au contraire, ceux que trop d'embonpoint trouvera disposés à se soumettre à un régime propre à le diminuer, devront suivre en toute chose une conduite diamétralement opposée. Ainsi, nous leur conseillerons plus spécialement de ne manger que des mets salés et épicés, de prendre à leurs repas plus de viande que de pain, et de se contenter pour toute boisson de vin pur pris en petite quantité. Un exercice prolongé, pénible même, et un sommeil excessivement court, leur seront pareillement nécessaires.

Antoine Le Camus [1] va même jusqu'à conseiller de diminuer peu à peu la quantité d'aliments, et de favoriser les sécrétions au moyen de diurétiques, de sudorifiques, et même de purgatifs. Nous n'avons pas besoin de faire observer que l'emploi de ces agents ne doit jamais dégénérer en abus.

Diminuer ou augmenter la quantité des sécrétions est assurément le moyen le plus puissant pour agir

---

[1] *Abdeker, ou l'art de conserver la beauté.* Paris, 1756, t. Ier.

sur le volume des parties charnues de l'écono-
mie humaine. Cela est si vrai, que l'excrétion men-
suelle chez les femmes est presque toujours en raison
directe de leur état d'amaigrissement. On ne peut
disconvenir que quelques femmes jouissant d'un certain embonpoint ne perdent chaque mois une quantité de sang assez considérable, et qu'elles n'engrais-
sent même en dépit de l'abondance du flux menstruel ;
mais il faut dire que ces dernières forment, dans l'espèce, une assez rare exception. Il est bien plus ordinaire de rencontrer des femmes obèses qui perdent
médiocrement, et nous avons toujours vu une diminution ou une suppression complète de l'écoulement
des menstrues amener chez elles un surcroît d'embonpoint. C'est ainsi que l'âge critique est pour beaucoup de femmes abondamment réglées, et par conséquent frêles et délicates, une époque qui leur procure une santé florissante, et parfois même un embonpoint excessif.

L'enseignement que nous devons tirer de tout ceci,
au point de vue du traitement de la maigreur et de
l'obésité chez les femmes, est aussi précis que facile ;
l'indication qui en ressort naturellement est de cher-

cher à diminuer l'écoulement menstruel pour les unes, tandis que pour les autres on devra plutôt, en y apportant d'ailleurs tous les ménagements possibles, s'efforcer de le rendre plus abondant. Il faut ajouter que cette manière d'agir, loin d'avoir une influence fâcheuse sur la santé, sera, dans presque toutes les circonstances, d'accord avec les règles ordinaires de la thérapeutique. Une débilité excessive, de même qu'un embonpoint trop prédominant, constituent déjà par eux-mêmes un état de maladie auquel la médecine doit tous ses soins. Le médecin, du reste, sera toujours juge des inconvénients ou des avantages que cette conduite pourra présenter pour la santé et pour la beauté de la femme, et il n'hésitera certainement jamais à subordonner, dans tous les cas, la seconde à la première[1].

Quoiqu'il n'entre point dans notre sujet de parler des différentes maladies dont les effets peuvent faire

---

[1] Nous omettons ici d'exposer les nombreux moyens que possède la médecine pour augmenter ou diminuer l'écoulement des règles. On les trouve décrits tout au long dans tous les ouvrages de pathologie ou de thérapeutique.

sentir leur fâcheuse influence aux formes du visage [1],
nous ferons, avant de terminer l'histoire de ces applications, une exception en faveur de celle qui le disgracie le plus communément, en indiquant les moyens
de prévenir les traces que son passage grave ordinairement sur la figure. Il s'agit des cicatrices de la
petite-vérole.

Déjà, en 1756, Le Camus croyait retirer de bons
effets d'un masque fait avec une bouillie de purée de
lentilles qu'il apposait sur le visage au neuvième
jour de la maladie. Ce masque était laissé à demeure
jusqu'à sa dessiccation complète et jusqu'à ce qu'il
tombât de lui-même en écailles. Après sa chute, on
oignait la partie affectée avec un corps gras.

---

[1] Il est cependant quelques imperfections résultant de la
présence des lentilles sur le visage ; imperfections dont la médecine ne s'est point occupée, et que pour cette raison nous
ne devons point passer sous silence. Car si quelques-unes
d'entre elles ajoutent à la beauté et à l'expression de la physionomie, il en est d'autres qui par leurs dimensions et la
place qu'elles occupent sont parfois de véritables difformités.
Ces dernières auront besoin d'être enlevées avec des caustiques.
Cette opération, si légère qu'elle soit, exige néanmoins les
plus grandes précautions et ne doit être confiée qu'à un chi-
rurgien expérimenté. Le Camus conseillait à cet effet le suc
de joubarbe, dont l'action est beaucoup trop lente.

· L'emplâtre de Nuremberg a joui de même assez longtemps d'une certaine réputation comme moyen prophylactique des cicatrices de la variole; mais aujourd'hui on lui a substitué avec avantage l'emplâtre de Vigo, regardé généralement comme le plus efficace. On conseille d'en couvrir toute la face dès le début de la maladie, et de l'y laisser à demeure jusqu'à la fin.

Enfin, tout récemment, les frictions d'onguent mercuriel ont encore été préconisées dans le même but [1].

[1] *Gazette des hôpitaux* du 3 janvier 1846.

# CHAPITRE VII.

## CONDITIONS GÉNÉRALES DE LA BEAUTÉ.

Jusqu'ici, la recherche de la beauté ne nous a guère occupés qu'au point de vue des effets dynamiques locaux qui peuvent concourir à son perfectionnement; il nous reste donc, pour compléter le tableau des influences utiles ou nuisibles à la beauté de l'espèce humaine, à tracer l'histoire de ses causes générales, soit qu'elles dépendent de l'état physiologique de l'individu ou du climat sous lequel la nature l'a fait naître, soit qu'elles tiennent aux conditions morales ou sociales au milieu desquelles il se trouve placé.

La première des conditions physiologiques de la beauté est aussi le premier des biens que l'homme puisse envier; c'est l'exercice régulier des fonctions, autrement dit la santé durable et absolue. Les maladies attristent la physionomie, dessèchent le visage, et en rendent l'expression douloureuse et pénible à voir. Mais la médecine dans toutes ses branches est chargée de pourvoir à leur traitement, et par conséquent de combattre la laideur qu'elles entraînent à leur suite. C'est pourquoi nous ne considérerons dorénavant l'homme que jouissant de la plénitude de ses fonctions.

Les transformations que l'âge fait subir au visage depuis l'extrême enfance jusqu'à la décrépitude peuvent toutes amener la beauté à différents degrés et selon des types divers, à l'exception peut-être de l'enfant qui vient de naître et du centenaire dont la vie abandonne insensiblement l'organisation usée, ces deux extrémités de l'échelle des âges étant presque invariablement revêtues de formes hideuses. Mais si nous rencontrons chaque jour de jolis enfants et de beaux vieillards, il n'en est pas moins avéré que l'âge adulte est celui qui nous montre la beauté brillant de tout son éclat.

Une question d'un immense intérêt, mais d'une

difficulté pour le moins aussi grande, est la suivante :

De beaux enfants sont-ils appelés à devenir de beaux adultes ? et des enfants aux traits disgraciés, aussi, peuvent-ils espérer que l'adolescence fera épanouir sur leur visage ces formes séduisantes qui caractérisent la beauté ?

Si nous ne considérions que les observations qui nous sont propres, nous serions volontiers de l'avis que la laideur chez le jeune enfant est plutôt le symptôme précurseur d'une jolie figure que la gentillesse du jeune âge, qui trop souvent tend à s'effacer d'année en année pour faire place à des traits communs et sans harmonie. Pourtant il est de nombreux enfants qui, laids dès leur naissance, resteront laids toute leur vie ; de même que certaines familles vous citeront plusieurs de leurs membres qui n'ont perdu la gentillesse de l'enfance que pour revêtir la beauté noble de l'âge adulte.

Ici se trouve une science tout entière à édifier, c'est-à-dire des observations longues et suivies à faire sur les transformations que subissent les traits depuis la naissance jusqu'à l'âge adulte. Ce n'est donc qu'après une étude de ce genre que la calliplastie pourra dire, à l'inspection de la conformation actuelle d'un organe du visage chez l'enfant, quelle forme il est destiné à prendre dans un âge plus avancé. Nous signalons ces travaux aux recherches de tous les observateurs, bien convaincu que la solution de ces questions aura pour notre art un avantage immense ; car si l'on parvient à prévoir la forme éloignée que revêtira un visage donné, il deviendra alors beaucoup plus facile de corriger ses difformités, en les prévenant par un traitement approprié.

Dès aujourd'hui, et d'après ce que nous savons sur les transformations organiques que nous avons étudiées en faisant l'anatomie de la face, on peut déjà porter presque à coup sûr les pronostics suivants :

Si un enfant ne paraît laid que parce qu'il présente les dispositions anatomiques propres à l'enfance trop prononcées, comme l'écrasement du nez, la dépression des arcades sourcilières, etc., l'âge, en amenant le développement naturel de ces parties, rendra au visage ses belles proportions.

Au contraire, lorsqu'un enfant offrira un genre de beauté dont les formes se rapprocheront de celles du visage d'un adulte, on devra craindre que, ces dispositions venant à s'exagérer par les progrès de l'âge, l'individu n'arrive un jour à être un homme fort laid après avoir été un bel enfant.

Lavater remarque, et nous l'avons fait observer à chaque instant, que les traits opèrent leur transformation bonne ou mauvaise, belle ou laide, vers les dernières années de l'adolescence ; c'est alors surtout que les parents auront à veiller sur les difformités qui auraient de la tendance à se produire chez leurs enfants.

Souvent c'est à la suite des premières menstruations que survient chez les jeunes filles le développement de tous les charmes de la jeunesse et des contours élégants et gracieux que la puberté amène ordinairement dans les formes. Ces avantages doivent être certainement comptés comme encouragement aux soins que peut réclamer une menstruation récalcitrante.

Les mariages précoces entravent quelquefois l'épanouissement des formes nouvelles, et sont en ce sens nuisibles à la beauté. Une mère soucieuse de la santé et des agréments extérieurs de sa fille, devra donc attendre la nubilité parfois tardive de son en-

fant, et ne pas la dévouer, encore délicate et croissante, aux labeurs prématurés de la couche nuptiale.

Nous verrons plus loin l'heureuse influence que
l'amour et la joie ont sur l'expression des traits; mais
le plaisir a aussi ses fatigues qui épuisent vite et dé-
gradent promptement les plus beaux visages. Une
certaine modération dans l'habitude des voluptés sera
donc le gage du développement régulier et de la conservation des belles formes.

Les grossesses répétées, et mieux encore l'allaitement, sont, chez les jeunes femmes, invariablement
funestes et meurtriers pour la beauté. Tous les époux
vous diront quels ravages cette dernière cause, surtout, produit chez leurs femmes sur la pureté et la
rénitence des contours, qui, bientôt flétris et dégra-
dés, passent rapidement d'une fraîcheur aimable à un
affaissement hideux. A Dieu ne plaise que nous voulions détourner les jeunes épouses de la pratique
des devoirs que la maternité leur impose ! Les soins
donnés par une mère à son enfant l'honoreront d'autant mieux qu'elle les lui aura prodigués aux dépens
de ses agréments personnels. Un intérêt supérieur,
c'est-à-dire l'existence même du genre humain, est

d'ailleurs subordonné à l'accomplissement de ce devoir ; et cela suffit pour faire mettre à l'écart toutes les considérations de cette nature, fussent-elles même d'un ordre plus élevé. Il faut dire enfin que la beauté du visage reste le plus souvent étrangère au délabrement qui atteint alors la beauté du corps, et que notre devoir d'historien nous forçait de signaler.

L'accouplement d'individus forts et beaux, le croisement des races, le mélange du sang des nations, l'hérédité en un mot, ont été regardés comme la source régénératrice de la beauté physique par les anciens philosophes aussi bien que par les naturalistes modernes, qui appliquent à l'homme lui-même les procédés qu'il emploie au perfectionnement des races d'animaux, ont vu uniquement dans cet ordre de faits les seuls moyens capables d'embellir l'espèce humaine. Ce fut ainsi, avons-nous dit ailleurs, que procéda le grand Frédéric, lorsque, désireux de perfectionner sa nation au physique, il appela dans ses états tous les beaux hommes de l'Europe par l'appât d'emplois honorables et de distinctions de toutes sortes. Les conséquences d'une pareille conduite n'ont pas été rigoureusement appréciées ; mais l'observation générale tendrait à prouver qu'il eût mieux réussi s'il se fût adressé à l'autre sexe. La femme, en effet, paraît avoir une part d'influence beaucoup plus large dans le perfectionnement des races. « C'est toujours par son sexe, dit Virey, que commencent les dé- générations de notre espèce, comme c'est aussi aux femmes que plusieurs nations doivent, dans des cir- constances favorables, un plus beau sang et une plus heureuse conformation [1]. »

Le tempérament, c'est-à-dire la complexion propre à l'individu, peut encore modifier puissamment la configuration extérieure du visage. C'est ainsi que les sujets nerveux se font remarquer par une certaine délicatesse de formes et des traits singulièrement ex- pressifs. Une constitution bilieuse, sans aucun mé- lange, dessèche et rembrunit le visage, et lui assigne ordinairement une physionomie sévère.

Le tempérament sanguin et pléthorique s'annonce au contraire par une face injectée et luxuriante, des muscles fortement dessinés, et une expression mâle, mais parfois grossière.

---

[1] *Dict, des sciences médicales*, art. *Femme.*

Toutefois, c'est à une complexion lymphatique modérée, de même qu'à l'union de ce dernier tempérament avec le sanguin et le nerveux, que nous devons les plus beaux sujets et le développement des belles formes dans toute leur pureté. L'humidité, la mollesse des chairs même, propres aux individus lymphatiques, favorisent à merveille dans une figure du plus beau sang l'épanouissement de ses contours, qui, sans entraves alors, peuvent s'arrondir avec élégance et facilité. La grande majorité des enfants et des femmes appartient, plus ou moins, au tempérament lymphatique, et les sujets blonds y sont particulièrement prédisposés.

Tel est l'énoncé des notions sommaires que nous possédons sur les conditions physiologiques de la beauté. Une esquisse non moins rapide va maintenant nous faire passer en revue ses causes physiques, alors qu'elles sont inhérentes au climat sous lequel l'homme habite, soit qu'elles tiennent à la position géographique des terres où la nature a planté de sa semence, en lui imposant le plus souvent l'obligation d'y croître et d'y mourir.

Depuis longtemps, Kant avait attribué au climat

18.

les différences qui existent entre les races humaines;
c'est aux causes climatériques en effet qu'on doit
rapporter les traits hideux et la frêle stature des
Lapons et des Eskimaux. Et faut-il s'étonner qu'un
ciel barbare, qui ne laisse croître nos plus grands
arbres que de quelques pieds, ait aussi le pouvoir
de rapetisser, de rabougrir l'espèce humaine? D'un
autre côté, les feux de la zone torride pas plus que
les glaces du pôle ne peuvent convenir à la beauté, qui,
recherchant au contraire des températures moyennes,
semble habiter de préférence un ciel prospère et un
climat doux et peu variable [1]. Les Grecs n'avaient-ils
pas placé le temple de la beauté sous le beau ciel de
l'île de Chypre!

Mais des cieux bienfaisants et toujours sereins ne
suffisent pas encore aux exigences de la beauté, qui
ne répand sur notre espèce ses charmes et ses trésors
à pleines mains qu'au milieu de ces régions fortunées

---

[1] Ceux qui seraient curieux de connaître les différences que
l'on remarque dans la beauté des femmes selon le climat, et les
pays qui les fournissent en plus grand nombre, peuvent con-
sulter à cet égard l'art. *Femme* du *Dict. des sciences médicales* et l'*Histoire naturelle de la femme* par MOREAU (de la
Sarthe).

et plantureuses dont la fertilité donne à l'homme l'abondance sans efforts et le nécessaire presque sans travail.
Un sol riche et fécond, qui fait éclore sans fatigues
d'amples moissons, est aussi celui qui voit naître la
beauté dans tous ses attraits. « Les femmes, disent
les Indiens, ne peuvent être belles là où se trouvent
de mauvaises eaux et des terrains stériles ; il faut de
doux cieux, une existence heureuse et fortunée ; il
faut réunir les trésors d'une nature puissante et libé-
rale pour les embellir de tous leurs charmes[1]. »

L'antiquité vit, sous le magnifique climat de la
Grèce et de l'Italie, le culte de la beauté et des beaux-
arts prendre naissance et grandir jusqu'à des limites
qu'il n'a jamais atteintes depuis. De nos jours cependant, notre belle terre de France, déjà si fertile en
intelligences et en gloires de toutes sortes, semble être
le sol heureux que le goût, les arts et la civilisation
ont préparé pour y reconstruire leurs autels. Espérons
que la science nouvelle dont nous avons commencé
l'ébauche pourra un jour y contribuer pour sa part.

Les causes morales sont d'une influence incontes-

---

[1] *Dict. des Sciences méd.*, art. *Femme.*

table sur la beauté des traits en général, mais certainement toutes puissantes sur leur expression ! Personne ne sera tenté, sans doute, de nier l'effet des passions et des habitudes morales sur la forme du visage, surtout en ce qui concerne l'expression ; car, Dieu merci, l'influence de l'éducation bonne ou mauvaise sur les traits de la face, signalée à satiété par des milliers d'auteurs, n'a plus besoin d'être défendue ni démontrée.

Nous rangeons sous trois chefs toutes les passions que la physionomie est susceptible d'exprimer, et dont par conséquent elle peut garder l'empreinte. Ces passions sont : 1° gaies ou tristes, 2° nobles ou vicieuses, 3° intelligentes ou stupides.

Le malheur, l'ennui, la tristesse habituelle, se peignent en caractères ineffaçables sur ces figures affligées dont l'aspect nous frappe si péniblement par sa douloureuse expression ; des traces non moins profondes, mais plus hideuses peut-être, marquent également sur la physionomie le passage des passions haineuses. L'envie surtout rend les traits sombres et repoussants.

Au contraire, l'allégresse et la joie dilatent et épanouïssent agréablement le visage, qu'on ne pourra jamais trouver aimable s'il n'est heureux et riant. Bernardin de Saint-Pierre lui-même fait remarquer avec raison que certaines personnes disgraciées de la figure ont dû fréquemment leur laideur à des contrariétés et à des déplaisirs qu'elles avaient éprouvés dans leur jeunesse.

Ainsi disons-le clairement et sincèrement, un des premiers éléments de la beauté c'est le bonheur!... car l'air ouvert et gracieux, ordinairement gravé en traits charmants sur le visage des esprits joyeux, par la satisfaction intérieure qui les a toujours doucement émus, est certainement une des conditions les plus indispensables à une belle expression physionomique. Voilà pourquoi nous conseillerons aux mères de famille, qui désirent voir sur les traits de leurs enfants une beauté franche et sans mélange d'expressions malséantes, de se garder de leur infliger de ces corrections prolongées, tout au plus propres à dégrader promptement leur physionomie. Qu'elles se souviennent plutôt qu'il est de leur devoir d'entourer leur existence de toutes les joies de leur âge, et que si un bonheur facile nous rend sensibles et beaux, les mauvais traitements, au contraire, ont trop souvent pour effet de nous faire méchants et laids.

A ce titre, l'exercice de la danse, par la gaieté folâtre, le mouvement et la vie qu'il procure, est de tous les amusements de la jeunesse celui qui convient le mieux au développement des grâces du visage.

Il est pourtant des accès de gaieté habituelle qui ont été signalés comme pouvant être nuisibles à la beauté ; ce sont ceux qui produisent fréquemment le rire aux éclats. Selon Moreau (de la Sarthe), « l'habitude de cette expression, qui consiste dans un mouvement convulsif, finit par donner au visage le caractère de la sottise, en formant aux deux angles des lèvres deux lignes courbes qui semblent renfermer la bouche entre deux parenthèses [1]. »

Les habitudes morales l'homme peuvent être, avons-nous dit, nobles et vicieuses.

Il serait fastidieux de vouloir ici prouver l'évidence : il n'est personne qui n'ait été cent fois affecté péniblement de cette brutalité peinte avec tant d'énergie sur le visage des individus livrés à l'exigence

[1] *Hist. naturelle et hygiène de la femme.*

des appétits les plus grossiers; de même que chacun a pu éprouver en maintes occasions quelle repugnance profonde inspirent à tout cœur honnête les traits âpres et crispés d'un méchant homme. En vérité, l'on ne saurait assez bénir la nature prévoyante d'avoir stigmatisé le vice en le faisant hideux et difforme, et d'avoir montré ainsi à l'homme qu'il ne peut être beau qu'à la condition d'être bon, franc et vertueux.

Ici encore, la calliplastie ne peut rien sans le secours de l'éducation, à laquelle le médecin, mieux que tout autre, pourrait imprimer assurément une bonne direction. « Ne croyez point, dit Lavater, pouvoir embellir l'homme sans travailler à le rendre meilleur. »

Empressons-nous d'ajouter qu'une des plus belles expressions qui puissent ennoblir la physionomie et la faire resplendir de charmes presque divins, lui est communiquée par l'heureuse expansion d'un cœur aimant. L'amour! tel est le sentiment qui vient épanouir les traits d'une jeune fille, et apporter la vie et l'animation à un visage naguère encore tout à fait morne et insignifiant. Doublement malheureux est donc celui à qui le sort a départi un esprit sec et froid , car sa figure ne reflétera jamais les émotions les plus aimables qu'il soit donné à une physionomie de traduire à nos regards.

S'il n'est pas toujours accordé aux parents de pouvoir former à leur guise le cœur de leurs enfants , et surtout de les entourer de tout le bien-être matériel qui fait le bonheur de la vie, il n'en sera pas ainsi de leur intelligence , qu'ils seront presque toujours à même de développer et d'agrandir. A notre avis, ils n'y sauraient manquer sans se rendre coupables à tous les égards de la dégradation physique de leurs enfants. Qu'on le dise avec franchise , une certaine régularité de formes peut-elle remplacer ce feu sacré qui éclate en une majestueuse auréole sur le visage d'un homme de génie ou d'un esprit supérieur, dont l'intelligente expression commande à tous le respect et l'admiration ? Et comment d'ailleurs des formes pures, si elles pouvaient s'allier à la sottise, paraîtraient-elles belles et aimables, n'étant elles-mêmes animées que par des émotions basses et stupides ?

Qu'on examine les différences que présentent, sous

ce rapport, le sauvage et l'homme civilisé; que l'on compare la marche civilisatrice des nations avec les progrès que l'arrivée insensible des lumières chez un peuple apporte dans le développement de sa beauté physique, et l'on verra qu'abstraction faite des caractères de race, celle-ci suit toujours de près la civilisation et les arts; de telle sorte qu'on peut affirmer, en thèse générale, que le peuple le mieux civilisé est aussi le plus beau[1].

Avant d'acquérir toute la mobilité nécessaire à l'expression, les muscles du visage ont besoin d'être longtemps exercés. Aussi, ce n'est que vers un âge

---

[1] Les anciens pensaient qu'il importait à la beauté des enfants que leurs mères n'eussent sous les yeux pendant le temps de leur grossesse que des modèles d'une perfection achevée. Certains auteurs ont même avancé que le spectacle habituel de nourrices stupides et physionomiquement contrefaites pouvait exercer une influence malfaisante sur la physionomie d'un enfant, que l'instinct d'imitation pousse à répéter les grimaces et les contorsions qu'il voit faire. Le docteur ROBERT (*Mégalanthropogénésie*) assure qu'il est parvenu à désenlaidir sous le toit paternel des enfants que leur nourrice avait, de cette manière, rendus presque hideux. Quoi qu'il en soit, il est toujours prudent d'empêcher les enfants de faire des grimaces qui, répétées par l'habitude, finissent quelquefois par les défigurer.

déjà avancé que la physionomie des enfants devient expressive. Les comédiens, et tous ceux qui par état ont cultivé l'art mimique, sont des exemples frappants de la facilité avec laquelle un individu parvient à exprimer les sentiments les plus divers, même sans ressentir en aucune façon les émotions qui les traduisent naturellement et irrésistiblement sur le visage. Les gens communicatifs ont invariablement une figure beaucoup plus expressive que les hommes froids et réservés.

Au dire de tous les voyageurs, rien n'est plus insignifiant que la physionomie des femmes musulmanes, obligées de rester presque continuellement voilées. Comme elles sentent qu'il serait superflu pour elles d'accentuer et de colorer leurs discours par cet autre langage qui résulte des mouvements et des gestes du visage, elles tiennent ordinairement impassible et muette une physionomie inutile pour elles. De là résulte le caractère fade de leur expression habituelle [1]. Ajoutons que l'état d'ignorance où elles

---

[1] B. SOLVYNS a fait la même remarque chez les femmes indoues et arabes.

sont tenues peut fort bien y contribuer pour sa part.

Il ne faudrait pas croire que les causes qui tiennent à la place plus ou moins élevée qu'occupent les individus dans l'échelle sociale importent peu à une belle organisation des traits de la face. Qui n'a pas remarqué le beau sang et les formes délicates qui se transmettent de génération en génération dans les races opulentes ? Visitez les palais de nos cités, les salons où se réunit l'élite du *beau* monde, et vous y trouverez une classe d'hommes et de femmes qui sont encore de ce côté les mieux partagés du sort quant aux agréments physiques, l'exquise harmonie de leurs traits et l'expression aisément heureuse de leur physionomie ; tant il est vrai que la fortune est prodigue de dons de toute sorte envers ses favoris, et assez puissante même pour embellir la nature et lui commander.

Or, dans ces régions élevées de l'ordre social la beauté primitive, déjà si pure et si parfaite, se conserve aussi un temps plus long chez des individus dont le bien-être matériel et moral ne laisse rien à désirer. Mais si vous rencontrez par hasard dans

quelque mansarde une fille du peuple belle et gra-
cieuse, que la jeunesse seule aura embellie, peut-
être en dépit d'une nourriture malsaine et d'un régime épuisant, dépêchez-vous de l'admirer ou de
l'aimer, car de rudes travaux et des veilles fatigan-
tes viendront bientôt ternir sa fraîcheur et faner ses
formes brillantes qui vous avaient séduit.

La misère est certainement la cause la plus puissante de toutes celles qui peuvent s'opposer au développement ou à la conservation de la beauté, parce
que à elle seule elle les résume toutes!...

Se pourrait-il en effet qu'une nourriture grossière,
des fatigues prolongées et l'exposition aux intempéries des saisons fussent conciliables avec cette délicate perfection de formes nuancées de lignes légères
et harmonieuses, dont les contours se marient si
agréablement sur le visage de nos élégantes beautés
entourées des mille petits soins imaginés de nos jours
par le *comfortable?*

« Voyez, dit Virey, ces misérables paysannes,
brûlées sur le sol où elles arrachent une dure sub-
sistance; voyez ces êtres difformes sortant soit de pénibles ateliers, soit des vapeurs méphitiques de l'ha-

bitation étroite où ils s'entassent; leur teint blême, leurs traits discordants portent les stigmates de la douleur et l'empreinte de leurs souffrances; tandis que les gracieuses expressions de la joie et du plaisir s'épanouissent en traits vifs et brillants sur les visages des heureux du siècle. » En résumé, il n'est pas plus permis à certaines classes d'artisans de se conserver un beau visage qu'il ne leur est donné d'avoir de jolies mains.

Ardemment préoccupé de toutes les causes de ce genre, et de leur influence directe sur la beauté, nous avons observé avec attention plusieurs faits singuliers qui peuvent offrir assez d'intérêt pour que nous rapportions ici au moins celui qui nous a le plus vivement frappé.

Au commencement de l'année 1842, entra à l'hôpital de la Charité une jeune fille de seize ans, venue d'un village de la Touraine tout exprès pour se faire traiter d'une taie de la cornée située à l'un des deux yeux. Toutes les parties de son visage, quoiqu'assez bien proportionnées entre elles, formaient alors un ensemble assez peu agréable. Les joues étaient bouffies et les lèvres fort grosses; le

nez, tout d'une venue, ne présentait ni ces linéaments légèrement ondulés, ni ces contours délicats
qu'on aime à y rencontrer ; au contraire, il semblait
en quelque sorte boursouflé, et les narines étaient
épaissies comme celles d'un enfant en bas âge. Quant
aux autres traits, ils se dessinaient généralement en
lignes d'une dureté remarquable. Enfin, la peau du
visage elle-même, injectée et rubiconde, était encore
d'une âpreté grossière.

L'affection dont elle était atteinte nécessita son séjour à l'hôpital pendant cinq mois entiers. Or, sous
l'influence du régime peu substantiel, mais choisi et
réglé, qu'on impose aux malades dans les hôpitaux,
soit encore à cause de l'habitation prolongée de salles
où les intempéries extérieures ne se font plus sentir,
ou bien même par suite du défaut d'activité et du
repos complet auquel elle était assujettie, nous vîmes
bientôt son visage pâlir un peu et revêtir insensiblement des formes plus douces. La figure tout entière
de cette jeune fille maigrit légèrement ; ses joues,
mais surtout ses lèvres, débarrassées de cette bouffis-
sure dont nous avons parlé, accusèrent d'élégants
contours ; son nez se dépouilla pareillement de ses

formes grossières, et de douces anfractuosités, des sillons ondoyants prirent la place de cette masse informe que le froid et l'air vif avaient boursouflée. Des changements non moins remarquables vinrent transformer d'abord son teint, qui se montra tout à la fois plus blanc et plus vermeil, mais surtout sa peau qui acquit une finesse et un poli admirables. En un mot, cette jeune fille, qui était entrée à l'hôpital absolument laide, en sortit remarquablement jolie.

Les faits de ce genre sont en général assez communs pour que nous soyons dispensé d'insister davantage sur les inconvénients qui résident pour la beauté dans une nourriture grossière, des travaux excessifs et dans l'action continue de l'air vif dans ses variations de température.

La comparaison que nous venons d'établir nous dispenserait d'indiquer le remède, car on l'en déduira facilement. Pourtant, lorsque certains individus, mais surtout certaines femmes, auxquelles nos conseils s'adressent toujours de préférence, se trouveront affligées de traits rudes et grossiers et d'un teint hâlé à suite du régime pernicieux que nous avons dénoncé, elles devront, si leurs besoins et leur condition sociale le permettent, se créer autant que possible des habitudes sédentaires et éviter une vie active et laborieuse. Le repos et une existence facile leur rendront certainement ce que les fatigues ou la vie des champs leur avaient ôté. Enfin, l'on peut être assuré que dans tous les cas, et à quelque classe qu'ils appartiennent, les individus aux traits grossiers retireront des avantages excellents des douches de vapeur fréquemment appliquées sur le visage.

A Dieu ne plaise que nous voulions recommander une oisiveté complète, qui, envisagée au point de vue de la beauté, lui est aussi funeste que l'excès d'activité et les fatigues physiques! Mais il est entre ces deux points une limite en deçà de laquelle se tient trop souvent l'homme opulent et que l'insuffisance de ses ressources oblige toujours le pauvre de dépasser. Nous l'avons dit, la misère qu'un travail excessif ne conjure même pas est dégradante au physique et au moral. C'est pourquoi nous avons l'espoir fondé que les peuples s'embelliront le jour où toutes les fatigues et toutes les privations ne seront plus le partage exclusif des uns, et les jouissances de toute nature au contraire le domaine des autres.

La misère et la servitude sont sœurs; mais cette dernière, en obligeant l'homme à se dépouiller de cette fierté, de ce noble orgueil qui ajoute à la majesté de ses traits, fait contracter à sa physionomie un caractère vil et méprisable. Les humiliations, la crainte, l'obéissance passive, inséparables de l'état de servage, abrutissent l'intelligence et animalisent par conséquent la face de l'homme.

Que l'on parcoure tous les coins de l'univers, et que partout l'on compare la beauté de l'opulent et du pauvre, du seigneur et du serf du brahmane et du paria, du maître et de l'esclave, et partout l'on verra croître la laideur en raison de la servitude et de l'abjection qu'elle traîne à sa suite. L'habitude même de la dissimulation, qui en est la conséquence directe, fausse l'expression physionomique. Un flatteur, à quelque rang qu'il appartienne et quelque dissimulé qu'il se montre, ne pourra jamais effacer de son visage le caractère emprunté et faux que sa fourberie y aura gravé.

> Mais sous la pourpre on sent ton esclavage,
> Et, tu le sais, l'esclavage enlaidit.
>
> (BERANGER, *Octavie.*)

Les Grecs et les Romains , qui furent les peuples les plus beaux de l'antiquité, en ont été aussi les seuls qui surent conquérir et introduire dans leurs mœurs une liberté noble et fière.

S'il prenait donc fantaisie à un législateur, comme autrefois à Frédéric, de vouloir embellir sa nation, il devrait avant tout s'attacher à la doter d'institutions libérales et bienfaisantes. Quand on voudra les hommes beaux, on les voudra libres.

# CHAPITRE VIII.

## APERÇUS SUR LA COSMÉTIQUE.

Un système hygiénique ou thérapeutique ayant pour but l'embéllissement du visage ne saurait être complet s'il ne renfermait aussi les indications sommaires des moyens destinés à conserver ou à augmenter la beauté du coloris. La cosmétique est donc en ce sens le complément indispensable de la calli-plastie. Après l'art qui embellit les formes, doit suivre celui qui ajoute à la fraîcheur.

Cette dernière des qualités qui concourent à la beauté a été, depuis des siècles, l'objet de l'attention de l'art cosmétique. Pendant longtemps même

tous des remèdes annoncés comme les dispensateurs
de la beauté n'avaient d'autres prétentions que d'embellir le teint; et ceux mêmes qui les vantaient ne
comprenaient autre chose, sinon la possibilité de
conserver par leur emploi la fraîcheur du visage;
comme si l'éclat et le poli de la peau eussent été le
seul genre de beauté qu'il fût permis de désirer.

De tout temps le perfectionnement de cette dernière des qualités de la beauté, reconnu possible, fut
recherché avec l'empressement qu'a toujours mis
l'homme, mais surtout la femme, à cultiver ses agréments extérieurs. Chez les anciens la science de la cosmétique était pour ainsi dire classique. Des philosophes, des poëtes de premier ordre, des princesses
mêmes l'ont étudiée et enseignée. Ovide consacra à
la cosmétique une de ses plus aimables productions[1].
Cléopâtre, reine d'Égypte, passe pour avoir écrit sur
la cosmétique un ouvrage qui était en grande réputation du temps de Galien, qui en cite quelques pas-
sages[2]. Enfin, les médecins les plus distingués ne dé-

---

[1] *Medicamina faciei*, poëme latin attribué à Ovide.
[2] Ce livre avait pour titre: *Cleopatræ gyneciorum libri.*

daignèrent pas quelquefois de faire de cet art l'objet de travaux très-sérieux [1].

Malgré toutes les recherches plus ou moins consciencieuses qui ont été faites tout récemment sur la cosmétique, on ne peut se dissimuler que les connaissances qu'elle procure comme artifice de toilette, ou bien même pour l'embellissement de l'enveloppe cutanée, ne soient aujourd'hui assez peu répandues ; et nos coquettes les mieux instruites à cet égard n'auraient été que des écolières en présence des dames romaines, ou de ces courtisanes qui acquirent tant de célébrité dans l'ancienne Grèce par leurs grâces et leur coquetterie ; car personne

---

[1] Il serait impossible de compter aujourd'hui les ouvrages auxquels la cosmétique a donné naissance. Les Persans, les Indiens, mais surtout les Arabes, possèdent une multitude de traités sur cette matière. Les Allemands comptent aussi une douzaine de bons ouvrages sur la cosmétique. En France les meilleurs livres que nous ayons à cet égard sont : d'abord, et quoi qu'on en ait dit, le roman scientifique d'ANTOINE LE CAMUS (*Abdeker, ou l'art de conserver la beauté*); la partie cosmétique de *l'Hygiène de la femme* par MOREAU (de la Sarthe), et enfin différents manuels de cosmétique, parmi lesquels nous avons remarqué celui de M. RAISSON (*Bibliothèque de l'ouvrier, de l'artiste et de l'amateur*).

mieux qu'elles ne sut donner à la peau l'éclat et le poli qui en font la beauté.

Nous avons déjà parlé des masques emplastiques dont l'usage était si général à Rome parmi les dames du meilleur ton. Les effets merveilleux qu'elles retiraient de leur application étaient dus tout simplement à une substance onctueuse qui, tout en rendant à une peau dure et desséchée l'humidité qui lui manquait, avait encore pour résultat, dans ces cas, de priver l'organe cutané du contact de l'air. Ce mode d'action a été fort bien défini par Moreau (de la Sarthe), disant qu'il produisait sur la peau un véritable étiolement.

Effectivement, il semble que l'air, et principalement l'air vif, ait sur la peau une action que nous serions tenté d'appeler malfaisante. Rien n'est plus commun que de voir chez les vieillards le visage et les mains déjà flétris, ridés et terreux, tandis qu'une certaine fraîcheur persiste à se montrer sur la peau des parties ordinairement couvertes par les vêtements. En un mot, c'est toujours par les régions du corps exposées à l'air que commencent à se déclarer chez l'homme les symptômes visibles de la vieillesse. Les éphélides ou taches de rousseur et plusieurs éruptions cutanées se limitent constamment aux points de la surface de la peau que l'usage nous fait maintenir dans une nudité absolue.

Ce n'est donc pas sans raison que la plupart des femmes appartenant aux classes aisées de la société ont pris l'habitude de ne sortir que le visage couvert d'un voile. Car, en dehors même de l'impression directe de l'air vif empêchée de cette façon, cette coutume a encore l'avantage de garantir leur teint des outrages d'un soleil ardent et d'une atmosphère chargée de poussière.

Or, il faut envisager ici l'exposition de l'individu à l'air libre comme ayant deux influences distinctes sur la beauté. D'abord, un exercice modéré ou une promenade journalière en plein air, est d'une utilité incontestable pour la santé, pour l'embonpoint et de plus pour la vivacité du coloris. D'un autre côté, l'exposition fréquente du visage à l'air et à la lumière peut être nuisible au poli et à la blancheur de la peau, qui a besoin, pour être parfaitement belle, d'être tenue à couvert et comme étiolée. Nos dames parviennent très-bien à concilier toutes ces exigences en se garantissant des impressions d'un soleil ardent et d'un air très-vif, au moyen d'un voile épais. Ce fut probablement un motif de ce genre qui primitivement dut faire adopter aux Vénitiennes et aux dames de la cour de Catherine de Médicis, renommées d'ailleurs pour leur fraîcheur, l'habitude de revêtir leur visage d'un masque d'étoffe lorsqu'elles se montraient dehors. Tel était aussi le but des marchands d'esclaves chez les anciens, quand ils laissaient à demeure, sur le visage des jeunes filles qu'ils voulaient mettre en vente, un masque fait de terre cimolée[1]. Ils prétendaient ainsi rendre le teint de leurs esclaves plus frais et plus beau en le dérobant à l'action de l'air et de la lumière.

Quelques voyageurs ont été frappés des différences qu'ils remarquaient dans la couleur des femmes mauresques : presque toutes possèdent généralement un teint cuivré plus ou moins prononcé ; mais celles qui vivent renfermées dans l'intérieur des harems sont au contraire pâles et blanches.

[1] Espèce de bourbe qu'on trouve au fond des cuvettes des remouleurs qui repassent les instruments de fer et d'acier.

Il est donc un principe que nous devons énoncer plus explicitement, parce qu'il devra servir de base à un grand nombre d'applications cosmétiques : ce principe nous enseigne que la peau, pour être parfaitement belle, a besoin de subir une sorte d'étiolement, comparable à celui que nous recherchons par la culture pour certaines plantes et certains fruits, étiolement qui leur donne une teinte et une saveur moins forte, mais plus douce et plus exquise.

Tous les traités de cosmétique fourmillent d'une multitude de recettes de pommades, d'essences, de liniments, de cérats et d'eaux de beauté, qui tous à l'envi se disputent la propriété de donner au teint plus de fraîcheur et à la peau plus de finesse. Nous nous bornerons à indiquer sommairement quelques-uns de ces agents cosmétiques.

Nous avons déjà parlé de l'influence des douches de vapeur sur la beauté. Ces dernières n'ont pas seument pour action de donner plus de délicatesse aux traits, mais ont aussi l'effet bien prononcé de pâlir et de décolorer le teint.

Le Camus conseille aux femmes qui veulent augmenter la fraîcheur de leur visage de prendre tous les

matins plusieurs lavements avec une eau mucilagineuse. Dans le grand nombre de formules que donne
cet auteur nous avons encore remarqué la suivante, à
laquelle il semble promettre des résultats merveilleux : « Écraser le soir en se couchant quelques frai-
ses sur son visage, les laisser sécher pendant la nuit,
et laver le lendemain le visage avec de l'eau de cerfeuil. C'est, dit Le Camus, un des plus beaux se-
crets de la médecine [1]. »

De toutes les préparations, de formes si diverses
d'ailleurs, que les parfumeurs débitent pour augmenter ou conserver la beauté de la peau, nous ne
devons admettre comme véritablement utiles que
celles dont la base est un mucilage ou une substance
grasse émulsionnée. Le lait d'amandes, le lait virgi-
nal, la pommade aux concombres, tous les cérats ou
cold-creams rentrent dans cette dernière catégorie,
et sont par conséquent les agents cosmétiques que
l'on doit préférer.

L'application de ces différentes substances sur la
peau a pour action directe de la préserver de l'in-

---

[1] *Abdeker*, t. II. p. 186.

fluence trop immédiate de l'air, mais de plus de l'assouplir et d'empêcher l'épiderme de se sécher et de se fendiller en écailles.

La peau de l'homme ne différant pas sensiblement de celle des animaux, on peut comprendre à la rigueur l'action des corps gras sur la peau par ce qui se passe sous nos yeux quand nous humectons avec une matière grasse un cuir desséché, qui par ce moyen ne tarde pas à devenir souple et maniable. Les substances grasses, plus ou moins émulsionnées, n'ont pas une manière d'agir différente sur la peau de l'homme.

Parmi tous les cosmétiques de ce genre dont l'emploi est d'une utilité incontestable, la crème fraîche possède à elle seule les propriétés des nombreux médicaments que l'art du parfumeur a multipliés sans mesure. Moreau (de la Sarthe) la donne comme le meilleur liniment du visage, et l'on devra s'en servir de préférence à toutes les autres préparations.

Il peut arriver que la peau, quoique jouissant d'une finesse et d'une beauté remarquable, manque pourtant de cette animation et de ce coloris qui reflète la vie et nuance d'un rose charmant la délicate blancheur de son tissu. La pâleur, à quelque cause qu'elle appartienne, a éveillé l'attention de la cosmétique. Sans nous arrêter à toutes les médications qu'on a proposées pour la combattre, nous nous bornerons à indiquer les frictions légères et bien ménagées et des ablutions toniques et excitantes. Il n'est pas sans utilité de remarquer que la pâleur tient assez souvent à un état maladif. Toute constitution anémique ou chlorotique laisse la peau du visage plus ou moins décolorée. Les ferrugineux, dans ce cas, serviront tout à la fois d'agent cosmétique et thérapeutique.

Certaines professions disposent également à la pâleur. L'ouvrier des mines a le teint blême; les cuisiniers, les verriers, les forgerons, et tous les artisans qui par état sont obligés de rester exposés au feu, sont aussi profondément pâles, et n'ont jamais, par exemple, cet incarnat qui est particulier à l'homme des champs.

Plusieurs maladies altèrent encore diversement la couleur de la peau : telles sont les dartres, l'ictère, la cyanose, le cancer, etc. Le médecin doit encore être

prévenu que le nitrate d'argent, longtemps adminis-
tré à l'intérieur, donne à la surface cutanée une teinte
ardoisée à tout jamais indélébile.

Les éphélides [1] sont un des accidents qui altèrent
le plus communément la pureté du teint. Ces taches
ou macules, qui salissent la peau avec une ténacité
incroyable, ont fait de tout temps le désespoir de l'art
cosmétique. On a distingué deux sortes de taches de
rousseur, les unes persistantes, les autres temporaires
ou estivales. Les premières sont dues à un dépôt de
pigmentum sécrété abondamment sous l'épiderme,
et auquel l'insolation et les chaleurs de l'été donnent
une coloration plus foncée. Les éphélides temporaires ne diffèrent de celles-ci que parce qu'elles sont
constituées par un amas plus faible de cette matière
colorante que l'absorption fait disparaître pendant
les saisons les moins chaudes.

Les dermatologistes ont admis que certaines éphélides persistantes étaient congénitales, tandis que
d'autres ne se montraient qu'à l'âge de huit à douze

[1] Επί, à cause de; ἥλιος, le soleil.

ans. Nous croyons, contrairement à leur opinion, que presque toutes les éphélides sont acquises et accidentelles ; mais qu'elles peuvent survenir à un âge beaucoup moins avancé, et principalement alors chez des enfants qui puisent dans la structure organique de leur peau une certaine disposition originelle à les contracter. Peu de praticiens, en effet, peuvent se vanter d'en avoir observé avant l'âge de huit ou dix mois. Si l'on réfléchit d'ailleurs à la manière dont les taches de rousseur se distribuent à la surface du corps, on ne tardera pas à se convaincre qu'elles ne peuvent être congénitales, mais qu'elles sont plutôt le produit du contact de l'air et de la lumière sur la peau, puisque les parties qui y sont exposées en sont seules atteintes.

Nous tenons à rectifier ce fait, dénaturé en partie par les auteurs, parce qu'il a quelque valeur pour le traitement d'une affection dont la ténacité altère gravement la teinte du visage. Il nous semble que l'époque où l'on commence à voir poindre ces taches lenticulaires sur la peau, est aussi le moment où une mère soigneuse devrait s'attacher à combattre l'éruption chez son enfant. L'observation démontre que les éphélides sont assez souvent le résultat d'une vive insolation. Rares dans les villes, elles sont beaucoup plus communes dans les campagnes, où l'on rencontre des villages. dont tous les habitants sans exception en ont la peau criblée au visage et aux mains. Le voisinage des marais paraît aussi y prédisposer.

Les circonstances qui accompagnent le développement ordinaire des éphélides nous désignent clairement le traitement qu'on doit leur opposer au début. Il sera donc indispensable, quand on voudra prémunir un enfant contre cette grave imperfection du teint, de ne l'exposer au soleil et aux émanations humides des marécages que le visage couvert d'un voile, en même temps qu'on fera sur la peau de cette partie des onctions avec une eau mucilagineuse.

Les éphélides une fois devenues nombreuses, persistantes et fortement colorées, se montrent dans la plupart des cas rebelles à tous les moyens hygiéniques ou cosmétiques. On leur a opposé tour à tour, et avec plus de revers que de succès, des lotions faites avec une infusion de gousses ou de fleurs de fèves, la rosée des champs, certaines eaux alcalines et les alcoolats de concombre sauvage et de narcisse.

Un remède qui nous a quelquefois réussi est le suivant : après avoir nettoyé et préparé la peau au moyen de frictions sèches ; on répète ces mêmes frictions d'une manière soutenue et prolongée avec un morceau de flanelle enduit d'une certaine quantité de pommade aux concombres. Lorsque la pommade a été absorbée en assez grande abondance, on suspend alors les frictions ; mais au bout d'une demi-heure, on fait en sorte de diriger sur la partie maculée du visage une douche de vapeur d'une température modérée, et dont l'action ne doit pas se prolonger au delà de quelques minutes. Nous avons pu dans quelques circonstances effacer par ce procédé des taches qui avaient résisté à plusieurs autres médications.

Comme on vient de voir, la fraîcheur, l'incarnat et la finesse de la peau sont assez difficiles à obtenir des cosmétiques ; c'est pourquoi on a imaginé, depuis un temps fort reculé, de se les procurer artificiellement, et de masquer en même temps les stigmates de la vieillesse au moyen de substances étrangères dont on enduisait le visage. Les fards, dont nos mœurs ont fait justice aujourd'hui, ne sont plus guère employés qu'au théâtre, où les métamorphoses diverses que doivent subir les acteurs les rendent en quelque sorte nécessaires. Dans l'intérêt même de la conservation de la peau de ceux qui les emploient, on ne saurait trop veiller à ce que les oxydes métalliques et autres substances corrosives soient exclus de leur composition; le blanc de fard doit avoir pour base la craie de Briançon; les principes colorants du rouge, au contraire, seront le carmin ou l'extrait de carthame.

L'expression piquante que donnent à la physionomie certaines lentilles qui par leur teinte foncée tranchent sur la blancheur de la peau, a dû faire chercher à les imiter et à en créer de toutes pièces. Telle est l'origine des mouches artificielles, que l'on fabrique communément avec des parcelles de taffetas gommé découpées de diverses manières. Rien n'accentue davantage l'expression normale des traits, et ne sert mieux la coquetterie que l'emploi de ces mouches. Voici les noms par lesquels Le Camus les désigne, selon la place qu'elles occupent et l'accent qu'elles impriment au visage: « A l'angle externe de l'œil, la mouche est nommée assassine ; au milieu du front elle est majestueuse ; celle que l'on met dans les plis que forment les ris est dite enjouée ; la coquette est auprès des lèvres. Fatmé nomma encore celle-ci précieuse, cette autre friponne, selon l'effet qu'elles produisaient [1]. »

Les dames qui font usage des mouches, soit au théâtre, soit ailleurs, apprennent vite et savent beaucoup mieux que nous la position qu'elles doivent occuper sur le visage pour faire valoir les grâces et la vivacité de l'expression. Il nous paraît donc inutile d'insister plus longtemps sur ce point ; cependant nous devons blâmer la conduite de certaines femmes qui se dessinent sur la peau en guise de mouches des taches noires persistantes, et faites avec un pinceau imbibé d'une dissolution de nitrate d'argent. Cette pratique peut être funeste à la beauté, en altérant à la longue la structure de l'organe cutané.

Ces considérations tout à fait sommaires viennent de nous faire effleurer les points les plus saillants de

[1] *Abdeker*, t. II.

l'art cosmétique. Nous allons les terminer en ajoutant quelques mots sur la cosmétique du système pileux de la tête.

Dans l'emploi des procédés usités jusqu'à ce jour pour changer la nuance des cheveux ou de la barbe , on s'est trop exclusivement préoccupé, à notre avis, de chercher des agents cosmétiques capables de les teindre en châtain ou en noir. Il y aurait certainement lieu d'examiner s'il ne vaudrait pas mieux imiter la conduite des dames grecques et romaines, qui en détruisaient les couleurs malséantes avec des préparations qui leur faisaient subir une certaine décoloration. Ainsi nous sommes persuadé que les individus porteurs d'une chevelure roux ardent, et qui prennent une peine infinie à lui faire accepter la couleur brune, parviendraient sans beaucoup de difficultés à lui donner la couleur blonde. On a d'ailleurs à ce sujet proposé plusieurs recettes, dont le savon de Venise ou le sel marin forment la base essentielle. Une pareille conduite serait également dégagée de ces accidents qui résultent trop souvent de l'application sur le cuir chevelu de certaines matières colorantes empruntées à la chimie.

Le rasoir, passé à des reprises fréquentes sur la barbe ou les sourcils , est le meilleur moyen de les foncer en couleur [1]. Cependant les poils de ces parties, en croissant de nouveau librement, ne gardent pas toujours la teinte foncée qu'ils avaient acquise, et il n'est pas rare alors de voir, dans une barbe longue, l'extrémité des poils plus brune que la racine.

[1] Quelques femmes emploient pour se teindre temporairement les sourcils un procédé qui mérite d'être rapporté à cause de sa simplicité. Il consiste à exposer une longue épingle au-dessus de la flamme d'une chandelle. Cette épingle légèrement refroidie est ensuite passée dans les sourcils à contre-sens de la direction des poils, et ceux-ci se trouvent instantanément colorés en très-beau noir par la fumée condensée sur l'épingle.

FIN.

# TABLE DES MATIÈRES.

———

LIBRAIRIE MOQUET, COUR DE ROHAN, 3,

PASSAGE DU COMMERCE.

———

**LE MÉDECIN DE LA FAMILLE**, ou la MÉDECINE MISE A LA PORTÉE DE TOUT LE MONDE ; contenant la description claire et simple de toutes les maladies ; leurs causes, leurs symptômes, leur pronostic, leur traitement à l'aide des médicaments les plus sûrs et les plus faciles ; par H. CROSILHES, docteur en médecine de la Faculté de Paris. Ouvrage orné d'un très-grand nombre de planches gravées sur acier et coloriées avec soin. — Prix de la livraison : 35 centimes.

L'ouvrage formera 40 livraisons, composées d'une feuille de texte, d'une couverture et d'une planche sur acier.

**ÉTUDES MÉDICO-PHILOSOPHIQUES SUR LA FEMME**, les maladies auxquelles elle est sujette, et le traitement qui leur convient ; par E. MATHIEU, docteur en médecine de la Faculté de Paris. Trois forts volumes in-8°. — Prix : 7 fr. 50 c.

**HYGIÈNE DE LA BEAUTÉ**, ou recueil de tous les moyens propres à acquérir ou à conserver la beauté du corps ; par DEBAY. Ouvrage orné d'une planche gravée sur acier. Un vol. grand in-8°. — Prix : 3 fr.

**HISTOIRE DES MÉTAMORPHOSES HUMAINES ET DES MONSTRUOSITÉS**, stérilité, impuissance, calligénésie ; par DÉBAY. Troisième édition, grand in-8°. — Prix : 3 fr.

**BULLETINS DE LA SOCIÉTÉ ANATOMIQUE DE PARIS**, recueil de toutes les observations et de tous les faits intéressants des hôpitaux de Paris, discutés dans le sein de la Société, sous la présidence de M. le docteur CRUVEILHIER. La collection est le meilleur traité de Pathologie qui existe. L'éditeur réimprime les volumes qui étaient épuisés. Il paraît tous les mois un cahier, ce qui forme un fort volume par an. — Prix : 5 fr.

www.ingramcontent.com/pod-product-compliance
Lightning Source LLC
Chambersburg PA
CBHW071635200326
41519CB00012BA/2308